AF462200

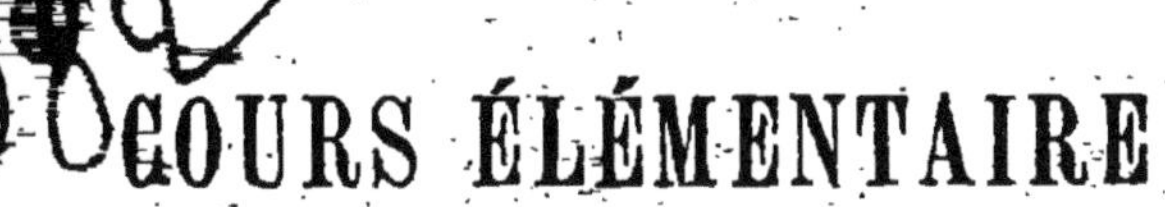

COURS ÉLÉMENTAIRE

D'HYGIÈNE

A L'USAGE DES ÉLÈVES DES LYCÉES

RÉDIGÉ

CONFORMÉMENT AU PROGRAMME OFFICIEL DE L'ACADÉMIE DE MÉDECINE

PAR

Henri PERRUSSEL,

Docteur en médecine,
ancien interne des hôpitaux, Membre de plusieurs Sociétés savantes.

Mens sana in corpore sano.

PARIS
LIBRAIRIE J.-B. BAILLIÈRE ET FILS
19, RUE HAUTEFEUILLE, 19

1873

COURS ÉLÉMENTAIRE

D'HYGIÈNE

IMPRIMERIE L. TOINON ET Cᵉ, A SAINT-GERMAIN.

COURS ÉLÉMENTAIRE

D'HYGIÈNE

A L'USAGE DES ÉLÈVES DES LYCÉES

RÉDIGÉ

CONFORMÉMENT AU PROGRAMME OFFICIEL DE L'ACADÉMIE
DE MÉDECINE

PAR

Henri PERRUSSEL

Docteur en médecine,
ancien interne des hôpitaux, Membre de plusieurs Sociétés savantes.

Mens sana in corpore sano.

PARIS
LIBRAIRIE J.-B. BAILLIÈRE ET FILS
19, RUE HAUTEFEUILLE, 19

1873

AVANT-PROPOS.

L'ouvrage que nous mettons entre les mains des élèves des lycées est rédigé conformément au récent programme adopté par l'Académie de médecine.

L'auteur s'est attaché à le rendre intéressant, d'une lecture facile pour tous, en laissant de côté toutes les questions scientifiques non encore résolues, et qui peuvent donner lieu à des interprétations différentes.

Ce *Cours d'Hygiène* ne sera pas moins utile aux gens du monde, qui y rencontreront un guide certain dans leur manière de vivre, et la solution d'un grand nombre de questions, solution utile au maintien de leur santé, c'est-à-dire de leur bonheur.

Dr H. P.

Voici l'indication des Recueils et Traités d'hygiène moderne les plus utiles à consulter pour le développement du programme :

Annales d'hygiène publique et de médecine légale. 1re série, 1829-1853, 50 vol. in-8. — 2e série, 1854-1873, 40 vol. in-8.

Dalton. Physiologie et hygiène des écoles, des colléges et des familles, par Dalton, professeur au Collége des médecins et chirurgiens de New-York. Traduit de l'anglais par le docteur Acosta. Paris, 1870, 1 vol. in-18 jésus de 535 p., avec 66 figures.

Feuchtersleben (E. de). Hygiène de l'âme, traduit de l'allemand sur la vingtième édition, par Schlesinger. Troisième édition. Paris, 1870, in-12 de 284 pages.

Hufeland (W.). L'art de prolonger la vie, ou la macrobiotique. Nouvelle édition française augmentée de notes, par J. Pellagot. Paris, 1871, 1 vol in-18 jésus de 660 pag.

Lévy (Michel). Traité d'hygiène publique et privée. Cinquième édition, considérablement augmentée. Paris, 1869, 2 forts vol. in-8.

Patissier. Traité des maladies des artisans et de celles qui résultent des diverses professions, d'après Ramazzini. Paris, 1822, in-8.

Recueil des travaux du Comité consultatif d'hygiène publique de France et des Actes officiels de l'Administration sanitaire, publié par ordre de M. le ministre de l'agriculture et du commerce. Tome Ier, 1872, 1 vol. in 8 de 452 pages.

Tardieu (Le docteur Ambr.). Dictionnaire d'hygiène publique et de salubrité, ou Répertoire de toutes les questions relatives à la santé publique, considérées dans leurs rapports avec les subsistances, les épidémies, les professions, les établissements et institutions d'hygiène et de salubrité, complété par le texte des lois, décrets, arrêtés, ordonnances et instructions qui s'y rattachent. Deuxième édition, 4 forts vol. grand in-8.

Vernois. Traité pratique d'hygiène industrielle et administrative, comprenant l'étude des établissements insalubres, dangereux et incommodes, par le docteur Maxime Vernois. Paris, 1860, 2 forts vol. in-8 chacun de 700 pages.

PROGRAMME OFFICIEL.

PREMIÈRE LEÇON.

I. De l'hygiène. Son but. Ses moyens.

II. Des agents atmosphériques au point de vue de leur influence sur la santé; air, lumière, chaleur, électricité, sécheresse, humidité, vents.

III. Altérations principales de l'air. (Climats, endémies, épidémies.)

DEUXIÈME LEÇON.

I. Des habitations : sol, exposition, ventilation, chauffage, éclairage, propreté.

II. Causes d'insalubrité.

III. Vêtements : modification selon les âges, les saisons, les climats, le temps.

IV. Soins du corps : cosmétiques, bains de propreté en général.

TROISIÈME LEÇON.

I. Aliments. Nature et qualité des divers aliments, leur appropriation aux âges, aux tempéraments, aux professions, aux climats. Conditions d'une bonne digestion.

II. Conserves alimentaires : altération et falsification des aliments.

III. Régime alimentaire.

QUATRIÈME LEÇON.

I. Boissons : eaux potables, leurs caractères, leurs altérations. Moyens de les prévenir et de les corriger. Conservation des eaux potables.

II. Boissons fermentées : vin, cidre, bière, spiritueux, liqueurs, café et thé.

CINQUIÈME LEÇON.

I. Hygiène des sens.

II. Veille et sommeil.

III. Travaux intellectuels et manuels.

SIXIÈME LEÇON.

I. Exercice et repos : gymnastique.

II. Exercices spéciaux : natation, équitation, escrime, danse.

COURS ÉLÉMENTAIRE
D'HYGIÈNE

PREMIÈRE LEÇON.

I. Hygiène. Son but. Ses moyens. — II. Des agents atmosphériques au point de vue de leur influence sur la santé : air, lumière, électricité, sécheresse, humidité, vents. — III. Altérations principales de l'air : climats, endémies, épidémies.

I. — Hygiène, son but, ses moyens.

On a donné le nom d'*Hygiène* à cette partie de la médecine qui a pour but la conservation de la santé, et la direction des organes dans l'exercice de leurs fonctions.

L'hygiène est aussi vieille que le monde. Pas plus que nous, l'homme primitif n'a été exempt des maladies survenues à la suite d'intempéries des saisons, du manque d'une nourriture appropriée, de fatigues corporelles, de chagrins, etc., aussi a-t-il dû rechercher les moyens de les prévenir, et les moyens de les guérir.

Les premiers ont constitué l'hygiène, les seconds la médecine proprement dite.

« Les anciens législateurs, Moïse, Lycurgue, etc., ont su mêler de sages préceptes d'hygiène aux lois qu'ils ont promulguées. Elle faisait en quelque sorte partie du culte, et une divinité particulière, Hygie, fille d'Esculape, présidait aux soins de la santé. La plupart des écrivains, Oribase, Œtius, Dioclès, Asclépiade, Paul d'Egine, débutent dans leurs ouvrages par des considérations sur l'hygiène. Mais c'est à P. Franck, à Hallé, et à Parent Duchatelet, son disciple, que l'on doit d'avoir posé les véritables bases de l'hygiène. » (Becquerel.)

Personne n'ignore quels soins, je dirai même quel art les différents peuples de l'antiquité ont apporté aux diverses pratiques hygiéniques : salubrité, bains, exercices gymnastiques de toutes sortes, etc.

Un grand génie, un philosophe, J.-J. Rousseau, a dit que l'hygiène était plutôt une vertu qu'une science. C'est là nous donner la preuve qu'il ne considérait l'hygiène qu'en vrai philosophe qui sait se contenter de ce qu'il a.

Pour que cela fût, en effet, il faudrait faire abstraction du genre de civilisation où nous vivons; il ne s'agirait plus que de manger quand on a faim, de boire quand on a soif, de se reposer quand on est las; mais alors il serait nécessaire de ne tenir aucun compte des professions, dont les unes laissent dans un repos absolu certains de nos organes, dont les autres les fatiguent outre mesure; des falsifications qu'un désir immodéré du lucre a introduites dans nos aliments; des variations atmosphériques, des épidémies, des tempéraments, et de mille autres causes.

Indépendamment de la *vertu*, il faut donc certaines connaissances de la *science*, soit pour remédier aux accidents d'une profession, soit pour reconnaître les falsifications, etc.

C'est cette science, ce sont ces connaissances que l'hygiène nous enseigne, aidée en cela par les admirables découvertes de la chimie, de la physique, de l'histoire naturelle, qui viennent apporter à l'hygiène la connaissance de faits qui, avant elles, étaient restés inexpliqués.

La partie de l'hygiène qui traite de la santé individuelle a reçu le nom d'*hygiène privée*, celle qui traite de la santé collective s'appelle *hygiène publique*.

II. — Des agents atmosphériques au point de vue de leur influence sur la santé : air, lumière, chaleur, électricité, sécheresse, humidité, vents.

Air. — L'action de l'air atmosphérique est

indispensable à l'entretien de la vie; sans lui aucun des phénomènes qui se passent au sein de notre organisme ne pourrait avoir lieu, et *la vie* deviendrait impossible.

Les anciens considéraient l'air comme un élément ; ce n'est que vers le milieu du XVIIe siècle que l'on soupçonna qu'il était un corps composé ; c'est à Lavoisier que revient la gloire d'avoir déterminé sa composition.

L'air est un mélange d'oxygène et d'azote renfermant en outre quelques traces d'acide carbonique, et des quantités variables de vapeur d'eau. Il forme autour de notre globe une couche gazeuse à laquelle on a donné le nom d'*atmosphère :* son étendue est d'environ 15 à 20 lieues. Cette couche d'air est représentée en moyenne par une colonne de mercure de $0^m,76$ de hauteur.

Les expériences de Gay-Lussac, Dumas, Boussingault, sur la composition de l'air, ont toutes donné les mêmes résultats, à savoir :

En volume,	20,80	d'oxygène,	et 70,20	d'azote.
En poids,	23,10	—	et 79,90	—

en y ajoutant de 2 à 7 dix-millièmes d'acide carbonique, et de 2 à 4 millièmes de vapeur d'eau.

Les expériences de Th. de Saussure ont appris que la quantité d'acide carbonique est moindre, après les pluies et au-dessus des grands lacs, ce qui s'explique par la grande solubilité de ce gaz dans l'eau. Il augmente au contraire dans les lieux habités, dans les villes, sur les montagnes, la nuit, tandis qu'il diminue dans les plaines, dans les campagnes, et le jour.

Le plus ou moins d'élévation ou d'abaissement de la pression atmosphérique joue un grand rôle sur notre organisme : les différentes grandes ascensions, les voyages aérostatiques ont permis d'étudier ces phénomènes.

Plus on s'élève, plus l'air est léger, raréfié et moins dense; plus on descend dans les entrailles de la terre, plus l'air augmente de pesanteur et de pression.

Dans un endroit très-élevé, au sommet d'une haute montagne, on est obligé de respirer plus souvent, pour pouvoir introduire dans les poumons la quantité d'air nécessaire à l'hématose; les phénomènes physiologiques qui en résultent sont : accélération du pouls et de la circulation, digestion plus facile et plus prompte, augmentation des mouvements respiratoires.

Si on s'élève à une grande hauteur, comme Gay-Lussac dans son ascension scientifique qui a atteint plus de 7,000 mètres, il survient des symptômes plus sérieux : vertiges, tintements d'oreilles, hémorrhagies des muqueuses.

Le froid, qui devient de plus en plus intense à mesure que l'on s'élève, vient encore joindre son action perturbatrice à celle de l'air.

Si l'on descend dans les entrailles de la terre, et par conséquent si la pression augmente, les phénomènes sont inverses, le pouls et la respiration se ralentissent, l'oppression est plus ou moins vive; du reste, les phénomènes ne sont pas très-bien étudiés, parce que l'on ne peut descendre à une profondeur de plus de 500 mètres.

En raison des phénomènes divers dus aux variations de la pression atmosphérique, la constitution et les maladies des habitants des montagnes sont différentes de celles des individus qui vivent dans les plaines.

Les montagnards sont vifs, agiles, leur embonpoint médiocre, leurs passions vives, ils ont le tempérament nervoso-sanguin. Ils sont sujets aux bronchites, aux rhumatismes, à l'asthme.

Les personnes atteintes de maladies de la respiration ou de la circulation se garderont d'habiter dans des lieux trop élevés; ce serait s'exposer à voir la maladie faire de rapides progrès.

Chez les habitants des plaines, c'est le tempérament lymphatique qui prédomine; ils ont les fonctions digestives languissantes, la constitution plus faible, les passions moins vives, le teint moins coloré, etc.

Ils sont sujets aux scrofules, aux fièvres, à l'anémie.

Lumière; Chaleur. — La lumière exerce son influence sur les animaux et sur les plantes, elle joue un rôle puissant dans la végétation. Elle jouit de la propriété de fixer le carbone dans le tissu végétal, en décomposant l'air qui en contient, et notamment l'acide carbonique, il en résulte un dégagement d'oxygène rendu à l'atmosphère pendant le jour. La nuit un phénomène inverse se produit, et c'est l'acide carbonique qui est cédé à l'atmosphère, c'est ce qui produit l'étiolement des plantes. C'est pour cette raison que l'on défend de laisser séjourner des fleurs ou des plantes dans les chambres à coucher.

L'influence de la lumière est aussi remarquable sur les animaux. Quel éclat, quelles riches couleurs possèdent les oiseaux des pays tropicaux comparés à ceux des autres contrées !

L'homme, de même que la plante, s'étiole dans l'obscurité ; témoin ces malheureux prisonniers enfermés pendant de longues années dans d'obscures prisons, ces mineurs qui vivent au sein de la terre, ces pauvres gens qui habitent des lieux mal aérés, des rues étroites où la lumière du soleil parvient rarement.

L'enfant ne pourrait pas se développer sans l'action de la lumière ; que d'exemples n'avons-nous pas sous les yeux de malheureux enfants chétifs, malingres, qui, bien dirigés, élevés au grand air, prendraient promptement les apparences de la plus florissante santé !

Ceux qui vivent à l'abri de la lumière ont le teint mat, anémique ; ils ont une tendance aux hydropisies, aux scrofules, aux affections de la vue, entre autres à l'amaurose, etc.

Ces différents phénomènes sont dus à l'étiolement.

L'*étiolement* consiste en une modification des éléments constitutifs du sang, à savoir : diminution des trois éléments : fibrine, globules sanguins et albumine, puis augmentation de l'eau. Ce sont ces modifications qui expliquent les altérations morbides que nous avons énoncées plus haut.

La *chaleur* vient joindre son action à celle de la lumière pour produire un certain nombre de maladies telles que : la fièvre cérébrale, surtout au printemps, les ophthalmies graves, et une affection érythémateuse connue sous le nom de coup de soleil, etc.

L'homme, par le fait seul du jeu de ses organes, possède un certain degré de chaleur que l'on peut évaluer à l'aide du thermomètre placé dans le creux axillaire à 37 degrés centigrades. Quand la température est très-élevée, la peau se couvre d'une sueur abondante, la respiration s'accélère, etc. Si l'on reste placé pendant un certain temps à l'action des rayons solaires, on s'expose aux accidents graves dont nous avons déjà parlé.

Dans les climats chauds, la soif est excessive, ce qui s'explique par le besoin de l'économie de réparer les déperditions aqueuses fournies par les sueurs. Les sécrétions intestinales sont diminuées, à l'exception de la bile qui est sécrétée en grande abondance, sécrétion due à la chaleur elle-même, et à l'usage d'excitants digestifs. Les facultés intellectuelles sont augmentées.

Dans les pays chauds, on devra se couvrir peu le jour et davantage la nuit, en raison du refroidissement nocturne qui prédispose à des affections plus ou moins graves.

Il faudra savoir se contenter d'une nourriture légère et peu stimulante : les habitants des pays chauds nous en donnent l'exemple. Les Arabes, par exemple, se contentent de quelques dattes et de deux onces de riz par jour.

On ne devra boire ni trop froid, ce qui amènerait des inflammations intestinales; ni trop chaud, ce qui serait peu agréable. Les boissons devront être légèrement stimulantes : l'eau avec le café ou un peu de rhum paraît être celle qui est le mieux appropriée.

Électricité. — Il paraît à peu près démontré aujourd'hui que la plus grande cause de l'électricité de l'atmosphère est due à l'évaporation de l'eau à la surface du sol.

Les effets des temps orageux se font ressentir aussi bien sur l'homme en bonne santé que sur celui qui est malade, mais à des degrés différents.

Qui n'a éprouvé cet état de malaise et d'abattement qui précède les temps d'orage ?

Chez le malade, des phénomènes divers se manifestent suivant la maladie : c'est ainsi que la dyspnée, due à des maladies organiques du cœur, naît souvent de cette cause; que les rhumatisants, de même que les amputés, voient se renouveler leurs anciennes douleurs. Au moment de l'orage, tous les malades atteints de maladie aiguë ou chronique ont une aggravation de leurs symptômes.

Les sujets faibles, nerveux, éprouvent du malaise, de l'agitation, de la céphalalgie, etc.

Tout le monde sait qu'il y a deux espèces d'électricité : électricité positive et électricité négative. La première est celle qui existe dans l'atmosphère; le sol, au contraire, est électrisé négativement.

C'est à la rencontre de ces deux fluides que sont dus les phénomènes de l'éclair et du bruit (tonnerre).

Beaucoup de personnes redoutent *le coup de tonnerre;* mais là n'est pas le danger; c'est lorsqu'apparaît l'éclair qu'est le véritable péril. Le bruit se fait en même temps; mais comme la lumière a une vitesse bien plus grande que le bruit, puisqu'elle parcourt 77,000 lieues par seconde, tandis que le bruit ne parcourt que 340 mètres dans le même temps, il s'ensuit que ce dernier ne se manifeste à nos sens que longtemps après, lorsque tout danger a disparu.

Rien du reste n'est plus facile que de calculer

la distance de l'orage; pour cela, il faudra compter le nombre de secondes qui s'écoule entre la décharge électrique et le bruit; autant il y aura de secondes, autant de fois 340 mètres l'orage sera éloigné de nous. Ainsi, si l'on a compté 6 secondes, l'orage sera éloigné de nous de 2040 mètres.

Les effets de la foudre sont très-variables; l'individu qui se trouve placé sur son trajet est foudroyé, et la mort est instantanée : d'autres fois, au contraire, l'individu est frappé à distance (choc en retour), et les désordres sont plus ou moins graves ; s'il y a mort, elle est due à l'asphyxie.

Tout le monde connaît les effets bizarres de la foudre, effets que l'on ne peut que constater, sans trop pouvoir les expliquer. Qui expliquerait, en effet, pourquoi une pile d'assiettes traversées par la foudre, elle ne les perfore que de deux en deux ; pourquoi l'homme atteint par le fluide électrique voit ses habits brûlés, détruits, sans qu'il ait aucun mal ? Dans le foudroiement, la mort est due à l'une des trois causes suivantes : commotion cérébrale, syncope ou asphyxie.

On sait que les édifices élevés ont la propriété d'attirer le tonnerre, c'est-à-dire de favoriser la recomposition des deux électricités.

La construction d'un paratonnerre sera donc indispensable; on devra éviter de chercher un refuge près des édifices qui en sont dépourvus, et de se mettre à l'abri sous des arbres trop élevés.

M. W. de Fonvielle a aussi démontré, dans une séance de l'Académie des sciences, qu'il était dangereux pendant les orages de séjourner dans le voisinage de masses métalliques.

Pour ceux qui redoutent beaucoup les effets de la foudre, le meilleur moyen serait de se tenir enfermés chez eux, couchés dans un hamac suspendu à des cordes de soie, dans une chambre à l'abri des courants d'air.

Sécheresse, humidité, vents. — De même que le froid, la sécheresse a une grande influence sur notre organisme. Tous deux rendent moins active la circulation périphérique ; les vaisseaux capillaires se laissant moins distendre par le sang, il en résulte une plus grande accumulation du liquide sanguin dans les viscères qui se trouvent ainsi exposés à des congestions et à des hémorrhagies.

L'action de l'humidité n'est pas la même, selon que la température est chaude ou froide.

L'air chaud et humide relâche les tissus, les décolore et rend leur action languissante, il convient aux malades atteints d'affection pulmonaire.

L'air froid et humide est plus préjudiciable à la santé, parce que l'action du froid se fait mieux sentir en raison de la conductibilité de la vapeur d'eau.

Les *vents* sont des courants qui se manifestent dans l'atmosphère. Ils ont pour cause une rupture d'équilibre de ce même atmosphère, par suite des différences de température entre des contrées voisines.

Leur vitesse varie entre 1 mètre par seconde, qui est celle d'un vent à peine sensible, et 40 mètres qui est celle des ouragans.

Il y a plusieurs espèces de vents : les vents alizés qui soufflent dans les régions équatoriales, les vents périodiques que l'on appelle moussons, les vents variables, et enfin les vents accidentels.

Quelques vents ont reçu des noms particuliers : le mistral, vent N.-O. très-froid et redoutable surtout pour les malades ; le sirocco, qui vient d'Afrique, est un vent chaud et humide ; le *simoun* ou vent brûlant du désert, soulevant des montagnes de sable qu'il transporte avec lui ; la brise, petit vent soufflant sur les côtes, de la mer vers la terre le jour, et de la terre vers la mer la nuit, c'est-à-dire de la région la plus froide vers la région la plus chaude.

Les vents favorisent l'évaporisation des liquides et sont, pour cette raison, un danger pour l'homme en sueur ; ils produisent alors un refroidissement subit de la surface extérieure du corps, et sont ainsi le point de départ d'un grand nombre de maladies : angine, rhumatisme, coryza, bronchite, etc., etc.

Les vents sont encore des agents conducteurs des différents miasmes qu'ils rencontrent sur leur passage.

III. — Altérations principales de l'air. Climats, endémies, épidémies.

L'air peut être altéré de plusieurs façons :

1° Par le fait seul de l'accumulation d'un grand nombre de personnes dans un milieu où l'air se renouvelle difficilement (air confiné).

2° Par des principes nouveaux appréciables par la chimie.

3° Par des poussières tenues en suspension dans l'atmosphère.

4° Par des miasmes et des effluves.

L'air s'altère dans les lieux où se trouvent enfermées un grand nombre de personnes, et c'est la respiration qui est cause de cette altération.

La respiration, on le sait, consiste dans l'introduction d'une certaine quantité d'air dans les poumons pour favoriser l'hématose, c'est-à-dire la transformation du sang veineux impropre à la vie, en sang artériel propre à l'entretien de tous nos organes.

La quantité d'air inspiré à chaque inspiration est de un demi-litre environ, c'est-à-dire 500 centimètres cubes.

Nous avons déjà dit qu'en volume l'air inspiré

contenait 20,80 d'oxygène; or, il résulte d'expériences physiologiques que l'air expiré ne contient que 15,93 d'oxygène, c'est-à-dire 4,87 de moins qu'à l'état ordinaire et qui ont par conséquent servi à l'hématose, à l'entretien de la vie; mais l'air expiré contient 4,26 en plus d'acide carbonique.

En une heure, l'homme rend environ 18 lit. 5 d'acide carbonique et, pendant le même temps, il absorbe par le poumon 21 lit. d'oxygène.

La quantité d'oxygène absorbé l'emporte donc sur l'acide carbonique expiré, mais la quantité d'acide expiré, beaucoup plus considérable que celle contenuë dans l'air, est la cause d'accidents sérieux. — Les proportions d'azote n'éprouvent que peu de variations.

La science possède des faits nombreux, montrant les dangers que courent les malheureux enfermés dans un milieu où l'air n'est pas renouvelé.

« Dans les Indes, cent quarante-six prisonniers furent enfermés dans un cachot de 20 pieds carrés où l'air n'arrivait que par deux petites fenêtres donnant sur une galerie étroite, et par lesquelles l'air ne se renouvelait que très-difficilement. Bientôt il y eut une soif insupportable et de la suffocation. Ils se battirent entre eux pour s'approcher des soupiraux où pouvaient seuls atteindre les plus robustes. Au bout de huit heures, il n'y en avait plus que vingt-trois de vivants. »

« Après la bataille d'Austerlitz, trois cents prisonniers autrichiens furent enfermés dans une cave; deux cent soixante y succombèrent en un court espace de temps. »

Dans les grands amphithéâtres, dans les salles de spectacle, l'air se trouve altéré dans des proportions telles qu'il n'est pas rare de voir survenir des malaises, des syncopes, etc.

M. Leblanc a observé que, dans une salle d'hôpital, à la Salpêtrière, je crois, il y avait de 6 à 8 millièmes d'acide carbonique, et dans une salle de spectacle de 4 à 5.

L'acide carbonique ne se rassemble pas toujours à la partie inférieure; après une représentation dans un théâtre, on a constaté que l'air de la partie supérieure contenait 44 dix-millièmes d'acide carbonique, et l'air de la partie inférieure 23 seulement.

L'air confiné agit en produisant de la céphalalgie, des vertiges, de la dyspnée, des syncopes, etc.

Quant aux autres altérations de l'air, elles sont dues à des gaz qui se forment naturellement dans des conditions diverses, ou bien par le fait de certaines industries, comme pendant la fabrication du vin, où l'air est altéré par suite d'émanation d'acide carbonique, produit de la fermentation, etc., etc.

Les principaux gaz qui altèrent la composition de l'air, sont : l'hydrogène carboné, qui se dégage des houillères et des matières végétales en décomposition, c'est celui qui s'enflamme et fait explosion dans les mines, sous le nom de *feu grisou*, il est bien souvent la cause de catastrophes produites par l'imprudence des mineurs; — l'hydrogène phosphoré, qui se dégage des matières animales en décomposition, c'est lui que l'on voit quelquefois voltiger la nuit dans les cimetières, sous forme de petites lueurs bleuâtres, connues sous le nom de *feu follet;* — l'hydrogène sulfuré, qui provient de la décomposition de matières animales et végétales : c'est le gaz qui se dégage des fosses d'aisances, mélangé avec le sulfhydrate d'ammoniaque ; le meilleur moyen de désinfecter les fosses d'aisance est l'emploi du chlorure de chaux, de l'acide phénique ou du charbon animal ; — l'ammoniaque, qui est presque toujours combinée aux acides sulfhydrique, acétique, chlorhydrique, et qui provient soit des égouts, soit des fosses d'aisances ; — enfin, dans les fabriques de chlore, il y a souvent des émanations de ce gaz qui sont une cause de malaise pour les personnes qui vivent autour de ces fabriques ; elles provoquent en effet de la gêne de la respiration, une grande irritation du larynx qui amène de la toux, et sont souvent la cause de maladies plus ou moins sérieuses : ophthalmies, coryzas et bronchites graves.

Les ouvriers qui travaillent dans les fabriques de phosphore et dans celles où on emploie ce métalloïde, sont exposés à des bronchites et à une maladie particulière qui consiste dans la nécrose du maxillaire inférieur.

L'air peut encore être altéré par des poussières, elles sont de plusieurs natures : minérales, végétales et animales.

Les poussières minérales proviennent en grande partie de l'industrie du plomb, du cuivre, etc., en un mot des différents métaux, et déterminent des maladies spéciales à chaque profession. Le silex, le plâtre, la chaux paraissent peu irritants. Cependant, d'après les faits observés dans ces derniers temps, il semblerait que les maladies de poitrine sont plus fréquentes chez les ouvriers qui travaillent dans les différentes carrières de plâtre et de chaux. Le charbon de terre et le charbon de bois exercent une action particulière sur les poumons, ceux-ci sont colorés par le carbone qui y a pénétré, leur tissu s'en trouve imprégné.

Les poussières végétales viennent aussi de l'industrie; ce sont particulièrement les fabriques de coton, de tabac et les pharmacies qui produisent le plus de molécules se mélangeant à l'air. Il y a des élèves en pharmacie qui sont pris de vomissement, par le fait seul de la pulvérisation de l'ipécacuana.

Les poussières animales mélangées à l'air sont très-nombreuses. Les expériences microscopiques sont venues déceler la présence d'un grand nombre de petits animalcules, de spores de parasites, de germes d'infusoires, qui ont été la cause de longues et intéressantes discussions scientifiques entre MM. Pasteur et Pouchet relativement à la génération spontanée. MM. Reveil et Chalvet ont constaté aussi qu'il existait des particules organiques dans l'air des salles d'hôpitaux.

Enfin l'air peut être altéré par des *miasmes* et des *effluves*. — Les miasmes sont des émanations provenant de matières animales vivantes ou en décomposition ; les effluves proviennent des marécages.

L'encombrement joue un grand rôle dans les miasmes provenant des matières animales vivantes; des épidémies graves se manifestent souvent par cette seule cause dans des hôpitaux ; c'est ainsi que l'on voit des fièvres typhoïdes, le typhus, la pourriture d'hôpital, les fièvres puerpérales survenir par suite de l'entassement des malades.

Outre l'acide carbonique rendu en plus grande quantité dans l'air expiré, il existe une matière animale particulière qui donne cette espèce d'odeur *sui generis*, dans un lieu habité par plusieurs individus : elle est produite par les exhalations pulmonaire et cutanée ; c'est à cette matière putrescible que l'on attribue les dangers de l'encombrement, surtout pour les malades, car le produit de ces exhalations accumulées et viciées provoque des effets plus fâcheux quand il provient d'individus malades, que lorsqu'il se dégage d'individus sains.

Les miasmes une fois développés se conservent indéfiniment. Alphonse Guérard nous en donne un exemple dans sa thèse de concours : le fossoyeur de Chelwood, dans le comté de Sommerset, ouvrit, le 30 septembre 1752, le tombeau d'un homme mort de la variole et inhumé depuis trente ans ; la bière qui le renfermait était de chêne et bien conservée, l'ouvrier en perça la couverture avec sa bêche, aussitôt il s'éleva dans l'air une puanteur telle, que le fossoyeur n'en avait jamais ressenti de pareille. Parmi les nombreux assistants, quatorze furent atteints de variole au bout de quelques jours, et la maladie s'étendit dans toute la contrée.

Pour que la décomposition putride ait lieu, il faut trois conditions : 1° la présence de l'air et son renouvellement, 2° une température suffisamment élevée, 3° de l'humidité.

La putréfaction ne vient que progressivement : tout d'abord, on constate une odeur particulière, puis arrive le ramollissement des tissus, plus tard les chairs sont converties en putrilage brunâtre, et il se dégage des miasmes ammoniacaux ; enfin, lorsque la décomposition est achevée, l'odeur a à peu près disparu ; les formes organiques n'existent plus et les tissus sont transformés en terreau animal brun noirâtre.

Il existe de nombreux exemples d'accidents

arrivés à la suite de l'inspiration d'émanations putrides. Il arrive souvent que dans les exhumations, à la suite de l'ouverture des cercueils, des fossoyeurs sont frappés de mort subite ou bien sont atteints d'accidents graves : coliques, vomissements, diarrhées, dysenteries, etc.

Les miasmes se transmettent à grande distance entraînés par les vents ; un individu peut encore transporter un miasme d'un lieu dans un autre, sans en être atteint lui-même. Cette transmission se fait au moyen des vêtements, de la peau, etc.

Les *effluves marécageux* ont une grande action sur l'homme, et déterminent certaines maladies, entre autres : les fièvres paludéennes et la dysenterie. A quoi tiennent ces effluves ? l'analyse de l'air des marais a fait découvrir de l'hydrogène sulfuré et de l'hydrogène carboné, plus une matière organique particulière qui constitue précisément ce qu'on appelle *effluves*. Le docteur Gigot-Suard (de Levroux) a reconnu dans l'air des marais des fragments de végétaux, des débris d'insectes, des infusoires et des débris de ces animalcules qu'il affirme devoir être la matière du miasme paludéen.

La cachexie paludéenne consiste dans la diminution simultanée de la proportion des globules du sang, et de la proportion de l'albumine du sérum.

Climats. Endémie. Épidémie. — On nomme

climat d'un lieu l'ensemble des conditions météorologiques auxquelles il est soumis dans l'espace d'une année. On en distingue trois espèces : *climats chauds*, *climats tempérés*, *climats froids*.

Les *climats chauds* se trouvent compris entre les deux tropiques, et s'étendent de l'équateur jusqu'au trentième degré de latitude australe ou boréale. Ils comprennent une partie de l'Afrique, l'Arabie, Bourbon, l'Amérique et l'Asie méridionales, etc., et une grande étendue de terres. C'est dans ces climats qu'il existe une grande différence de température entre le jour et la nuit, différence si dangereuse quand on ne prend pas les précautions nécessaires. Les pluies y sont fréquentes et produisent dans certaines localités des marécages qui engendrent un grand nombre de maladies.

Le tempérament des méridionaux est en général bilioso-nerveux, mélancolique, ils ont l'imagination vive, mobile, sont enclins au merveilleux, etc.

Dans les pays chauds, les maladies les plus communes sont celles de la peau, en raison de l'activité de l'exhalation cutanée (lichen, lèpres, psoriasis) ; du foie, parce que l'appareil biliaire a beaucoup d'énergie, d'activité et sécrète une plus grande quantité de bile (hépatite, ictère); des maladies du système nerveux (convulsions); des maladies du tube digestif, provenant soit d'abus des aliments excitants, soit d'imprudences (gastrites, entérocolites, dysenteries); — et enfin des refroidissements dus aux variations brusques de température, aux pluies, aux marécages, etc.

Quand on arrive dans un pays chaud, les règles hygiéniques à suivre sont les suivantes :

Il faut, autant que possible, ne s'exposer que peu à peu et progressivement à l'influence des climats chauds.

Être très-modéré sous le rapport de la nourriture. Le régime sera doux, substantiel, nourrissant sous un petit volume. — Les boissons seront peu excitantes, pas trop froides; on fera un usage modéré des alcooliques, du café. — On évitera de faire un trop grand abus des fruits. — Les vêtements seront larges, de toile pendant le jour, de laine la nuit. On choisira l'emplacement de son habitation dans un lieu élevé, à l'abri des eaux stagnantes. Il faudra se coucher de bonne heure, prendre des bains, faire des lotions fraîches.

Les *climats tempérés* s'étendent du 30e degré au 50e de latitude australe et boréale. Ils comprennent une grande partie de l'Europe, une partie dela Chine, de l'Amérique septentrionale, etc. C'est dans ces climats que l'on jouit de la température la plus douce, et que les saisons y sont bien tranchées. Les habitants de ces climats sont en général sanguins, vifs et spirituels ; leur intelligence est développée, leur conception nette et prompte. Leur régime alimentaire est végétal et animal.

Les maladies varient suivant les saisons, ce sont en général : l'état catarrhal (fréquence des maladies des muqueuses) et l'état inflammatoire.

Le climat de la France a été divisé en cinq zones par M. Ch. Martins :

Climat Vosgien ; climat Séquanien qui comprend l'Ile-de-France, la Normandie, une partie de la Champagne ; climat Rhodanien qui comprend le Lyonnais, la Bourgogne, la Franche-Comté ; climat Girondin, et le climat Méditerranéen.

Les *climats froids* se trouvent compris entre le 50° et les derniers lieux habitables du globe, c'est-à-dire jusqu'aux pôles. L'hiver polaire a lieu vers janvier et février. La nuit y est complète et dure six mois ; c'est dans ces climats que l'on rencontre en grand nombre les aurores boréales. Les habitants du Nord ont habituellement un grand appétit, et ils digèrent rapidement. Chez eux, les sécrétions et les exhalations sont peu abondantes.

Les maladies prédominantes chez eux, sont : la phthisie pulmonaire, les inflammations phlegmoneuses et catarrhales des organes extérieurs et intérieurs, le scorbut, etc.

Suivant les localités qu'il habite, l'homme est en proie à certaines impressions morbifiques qui produisent des maladies permanentes. C'est à cette influence particulière que l'on a donné le nom d'*Endémie*.

Les maladies endémiques sont dues aux altérations de l'air par les effluves, les miasmes, les émanations putrides, la nature des eaux, celle des aliments, etc.

Elles sont de beaucoup les plus importantes ; les plus communes sont celles produites par les effluves marécageux et qui produisent la *cachexie paludéenne*, le *flux de ventre*, les *fièvres intermittentes*, qui amènent toutes un état particulier du sang.

Grâce à une meilleure organisation de nos services d'hygiène, ces maladies tendent à devenir de plus en plus rares.

C'est ainsi qu'à la suite du desséchement d'une grande partie des étangs de la Bresse et de la Sologne, on arrivera à éteindre presque complétement les fièvres intermittentes de ces localités. C'est du reste ce qui a été commencé.

En général, plus un individu est jeune, plus il subit facilement l'influence des endémies. Les femmes y sont moins prédisposées que les hommes, les sujets faibles et lymphatiques sont plus facilement atteints que les autres.

Chaque contrée, chaque pays a ses *endémies* : dans les pays de Vaud, de Maurienne, de Faucigny, l'usage des eaux de puits, chargées de magnésie et dépourvues d'iode, produisent le goître et le crétinisme ;

A Genève, le tænia, ou ver solitaire, est endémique. On l'attribue à la présence de cysticerques dont quelques poissons du lac sont remplis, tels que la *fera* et principalement le *vengeron*;

En Asie, ce sont les maladies de la peau : lèpre, typhus, etc. ;

Dans l'Inde, la dysenterie et le choléra ;

En Égypte, les ophthalmies, les dartres, la lèpre ;

En Algérie, les fièvres intermittentes et pernicieuses ;

En Allemagne, la goutte, le purpura, la scrofule, l'emphysème ;

A l'Ile de France, l'hématurie qui fait de nombreuses victimes ;

En Amérique, la fièvre jaune ;

En Italie, à Rome, les fièvres intermittentes ;

En Lombardie, la pellagre ;

En Espagne, les maladies de la peau, la fégarite (maladie ulcéreuse de la bouche) ;

En Pologne, la plique (développement anormal du système pileux) ;

A la Guyane, à la Guadeloupe, le pian (maladie cutanée tuberculeuse), etc., etc.

Les moyens hygiéniques, les assainissements des différentes régions, feront disparaître peu à peu la plupart des maladies endémiques.

C'est ainsi que la *peste* tend à disparaître de l'Orient, que le scorbut est de plus en plus rare en Europe, ainsi que la *pellagre*, maladie cutanée, dont le siége principal est sur le dos des mains, engendrée par la farine de maïs détériorée, à laquelle coupent court les améliorations introduites dans la culture du maïs, dans la conservation de ce grain et dans les procédés usités pour son emploi alimentaire. Malheureusement il est des endémies telles que la *plique*, l'*hématurie*, la *fièvre jaune*, etc., dont les causes sont inconnues, et dans lesquelles le concours de la science et de l'autorité est nul.

Il n'y a qu'un moyen de se guérir radicalement d'une maladie endémique rebelle, c'est le déplacement.

On donne le nom d'*Epidémie* à une influence morbifique passagère qui favorise l'apparition d'une maladie déterminée.

A quoi tiennent les épidémies? C'est là une question qui a toujours passionné les savants et qui, malgré toutes les hypothèses, reste encore à l'état de desideratum.

On a fait jouer un grand rôle aux différents états de l'atmosphère, aux vents, et Hippocrate lui-même attribue à cette dernière cause l'apparition des épidémies inflammatoires de la Grèce [1].

Ce qu'il y a de certain, c'est que l'air paraît

1. Œuvres d'Hippocrate, trad. Em. Littré.

jouer un grand rôle dans les influences épidémiques.

Le docteur Schœnbein, en découvrant l'ozone (oxygène électrisé), a montré que plus il est en grande quantité dans l'atmosphère, plus sont considérables et graves les affections bronchiques, et en particulier la grippe. On a dit la même chose pour le choléra, bien qu'il paraisse certain que ce fléau nous vienne des rives du Gange, apporté par les vents sud-est.

Les épidémies sont communes dans les temps de disette; elles ont pour cause la mauvaise qualité et le manque des aliments qui finissent par déprimer les forces vitales, et rendent ainsi le corps plus apte à contracter telle ou telle maladie.

Quelle est la cause de ces terribles épidémies d'angines couenneuses, de varioles, de fièvres typhoïdes, qui déciment la population à différentes époques?

Avouons que la science a encore beaucoup à faire pour arriver à la solution de problèmes aussi complexes; ne nous laissons pas décourager par la difficulté du sujet :

A vaincre sans péril on triomphe sans gloire.

DEUXIÈME LEÇON.

I. Habitations. Sol, exposition, ventilation, chauffage, éclairage, propreté. — II. Causes d'insalubrité. — III. Vêtements : modifications selon les âges, les saisons, les climats, le temps. — IV. Soins du corps : cosmétiques, bains, propreté en général.

I. — Des habitations.

Un des premiers besoins de l'homme a été de s'abriter contre les intempéries des saisons.

Les premières habitations n'avaient rien de ce luxe recherché qu'elles ont aujourd'hui ; elles consistaient en effet en troncs d'arbres plus ou moins bien creusés, en branches d'arbres arrangées en arceaux, etc.

Chaque peuplade, chaque nation a eu et a ses habitations particulières, appropriées aux us et coutumes de la localité, et selon le degré de civilisation auquel elle est parvenue.

Ainsi, les peuplades nomades ont des habitations mobiles : ce sont des tentes soutenues par des piquets fixés en terre, ou bien de simples voitures plus ou moins bien agencées qui servent à l fois de chambre à coucher et de salle à manger, et

En Afrique et en Amérique, les sauvages h: bitent dans des huttes faites avec des tron d'arbres recouverts de feuillages, et percées d'u trou central pour laisser échapper la fumée.

Les Groënlandais habitent des maisons fait en ciment ; quelques peuplades, qui sont tout fait au Nord, se logent dans des excavatioı creusées dans la neige et consolidées au moye d'énormes morceaux de glace.

Les Grecs et les Romains, au dire de Vitruv avaient apporté un grand luxe et de grand commodités dans leurs habitations.

De nos jours, et dans nos climats tempéré les habitations sont élevées au moyen de pierr maintenues en place à l'aide de chaux, et recoı vertes de tuiles, d'ardoises, ou construites de br ques suivant la localité.

Dans certaines contrées, les habitations d campagnes sont faites avec une matière comp sée de terre et de gravier fortement comprim tassée à l'aide d'instruments appropriés. Ces h bitations sont malsaines, laissent pénétrer l'h midité, et sont un véritable danger pour les p pulations riveraines, en cas d'inondation ; l'e: en effet, s'infiltrant dans cette matière et la r mollissant, lui enlève sa résistance, et les mu ne tardent pas à s'écrouler entraînant avec e le toit et le reste de la maison.

Sur le littoral de la Loire, il existe des habitations en général habitées par des sabotiers (les sabots sont l'industrie du pays), et qui sont creusées dans le tuf; elles sont malsaines et humides; l'air s'y renouvelle difficilement; elles sont une cause de scrofules et de rachitisme.

Les habitations bâties sur des lieux élevés sont très-salubres, mais l'air y étant plus froid, plus raréfié, prédispose aux affections du cœur, aux bronchites, à l'emphysème pulmonaire, etc.

Les habitations des plaines sont en général salubres si elles ne sont pas rapprochées de marais ou de sol desséché.

Pendant longtemps on avait cru que les habitations placées trop près des forêts étaient malsaines, en ce sens que la nuit, les feuilles dégageant plus d'acide carbonique que le jour, l'hématose devait se faire bien moins, et les individus à proximité en être incommodés; mais on est revenu sur cette opinion. Au contraire, la présence d'arbres, assez espacés toutefois pour ne pas arrêter les rayons solaires et laisser librement circuler l'air, est une cause de salubrité parce qu'ils arrêtent l'arrivée des miasmes et des effluves.

Il ne faut jamais qu'une habitation soit bâtie auprès des marais et des eaux stagnantes; les habitations les plus favorables à la santé sont celles qui sont situées dans un lieu sec, un peu élevé, et dans le voisinage d'une eau courante.

Les maisons construites dans les ports de mer ne doivent être ni trop près du rivage, ni sur un lieu trop élevé, en raison des courants d'air qui ne cessent de se manifester. L'air de la mer est pur, tonique, mais il faut s'y habituer ; les premiers temps, il fatigue toujours à cause de l'excitation qu'il produit.

Pour qu'une habitation soit saine à habiter, elle devra réunir les conditions suivantes :

1° Être placée dans un lieu convenable, ni au nord ni au sud, mais autant que possible dans une position intermédiaire, sur un terrain non argileux, ce terrain prédisposant aux fièvres, en dehors de toute émanation marécageuse, loin des établissements insalubres, près d'un cours d'eau, sur un lieu un peu élevé ;

2° Être suffisamment pourvue de fenêtres et de portes larges, de façon à aérer les chambres et à y laisser abondamment pénétrer la lumière ;

3° Que les chambres soient vastes, éclairées, bien aérées ; elles seront tapissées, ou enduites d'une couche de lait de chaux souvent renouvelée. On aura un soin tout particulier de la chambre à coucher qui devra avoir au moins 2^m 50 à 3 mètres d'élévation, sur 3 à 4 mètres de longueur et de largeur.

4° Ces chambres seront munies de moyens de chauffage que nous étudierons plus loin;

5° Les cuisines seront situées dans un endroit

éloigné pour que l'odeur des aliments ne parvienne pas jusqu'aux appartements.

6° Au-dessous des chambres du rez-de-chaussée devront exister des caves voûtées; au-dessus des derniers appartements, des greniers bien aérés.

7° Les latrines, les égouts seront aussi éloignés que possible, et seront établis de façon à ne donner aucune odeur.

Les habitations qui sont destinées à recevoir un grand nombre de personnes, comme les colléges, les casernes, les hôpitaux, seront l'objet de soins tout spéciaux. Autant que possible on évitera l'encombrement qui est une des causes des fièvres typhoïdes, si fréquentes dans les établissements de toute sorte.

Les salles d'étude et les dortoirs des colléges seront vastes et aérés, convenablement chauffés en hiver; on aura soin qu'ils soient toujours tenus avec la plus grande propreté.

A la première apparition de fièvre contagieuse faire évacuer l'établissement, ou tout au moins la salle où elle aura pris naissance. Au moins une fois par an, blanchir les murs à la chaux, etc.

Les habitations agglomérées forment les villes, les villages et les bourgs.

On serait en droit de penser que l'habitation des campagnes est plus salubre que celle des villes. Cependant, d'après les recherches de M. Quételet, il résulte que le chiffre de la mortalité des villes est sensiblement le même que celui des campagnes; cela tient sans doute à la manière de vivre des hommes de la campagne, dont la nourriture est loin d'être celle qui leur conviendrait, et au défaut de salubrité, de propreté que l'on rencontre sur eux et dans leurs habitations.

Dans les villes, les rues doivent être larges, bien aérées, convenablement pavées avec des trottoirs de chaque côté, près desquels doivent couler les ruisseaux.

Il y aura de grandes promenades plantées d'arbres, une bonne distribution des eaux dans tous les quartiers.

Les immondices seront régulièrement enlevées tous les matins, et, en été, on aura soin de faire arroser au moins deux fois par jour.

Les voiries, les manufactures insalubres seront éloignées le plus possible.

En été, on désinfectera les endroits insalubres qui ont servi d'entrepôts d'immondices, à l'aide du chlorure de chaux ou de l'acide phénique.

Sol. — Notre globe n'a pas toujours été à l'état solide; à une époque plus ou moins reculée, il était à l'état gazeux, et ce n'est qu'après un refroidissement graduel que sa surface *seule* s'est solidifiée dans une étendue qu'il est assez difficile d'apprécier d'une façon exacte.

Le centre de la terre est en effet dans un état

permanent d'ébullition, dont les volcans viennent nous apporter la preuve. A partir d'une certaine distance qui est pour nos contrées de 25 à 30 mètres, pendant lesquels la chaleur est stationnaire, plus on descend, plus elle augmente. On a calculé qu'elle augmentait de 1 degré par 30 mètres environ. C'est même par ce moyen que l'on est arrivé à connaître de quelle profondeur venaient certaines eaux thermales.

Le sol présentant de grandes inégalités, des montagnes, des vallons, etc., les climats changeront selon les localités; cela résulte de la pression atmosphérique, des courants de l'atmosphère, etc., phénomènes déjà étudiés.

Les terrains, d'après leur formation géologique, sont de deux ordres : les terrains de formation ignée ou plutonique, ce sont ceux de première formation, ils paraissent résulter de la solidification des matières qui primitivement étaient incandescentes; puis les terrains de formation aqueuse ou neptunienne, formés par les sédiments que les eaux tenaient en suspension et qu'elles ont laissé déposer; ces couches sont *stratifiées*, et divisées en quatre terrains spéciaux selon leur ordre de formation, en voici le tableau :

Terrain quaternaire		Alluvions modernes. Diluvium.
Terrains tertiaires	Terrains subapennins	Dépôts de la Bresse. Collines subapennines.
	Terrains de molasse	Molasse, gypse d'Aix.
	Terrain parisien	Argile, calcaire grossier.
Terrains secondaires	Terrain crétacé supérieur	Craie blanche. Craie marneuse.
	Terrain crétacé inférieur	Tuffeau. Craie verte. Grès vert. Dépôts néocomiens.
	Terrain jurassique	Groupe corallien. Groupe oxfordien. Groupe oolithique. Lias.
	Terrain de trias	Marnes irisées. Calcaire conchylien. Grès bigarré.
	Terrain permien	Grès vosgien. Calcaire permien. Grès rouge. Grès houiller.
Terrains de transition	Terrain dévonien	Calcaire carbonifère. Grès divers.
	Terrain silurien	Calcaires et schistes. Micacés.
	Terrain cambrien	Calcaires, schistes. Micacés,

Et enfin des matières inconnues, sans doute primitives.

Mais pour que la végétation puisse se produire, il faut que ces terrains soient recouverts d'une terre végétale, appelée *humus*, et qui est une combinaison de matières organiques avec un ou plusieurs de ces terrains. Les terres arables se divisent en sols : argileux, formé par du silicate d'alumine ; sableux, formé par de la silice pure ; calcaire, par du carbonate de chaux ; et en sols magnésiens et humifères.

La composition de certains terrains paraît avoir une influence incontestée sur plusieurs endémies : ainsi, les fièvres intermittentes règnent dans les contrées où le sol est argileux, en Sologne, en Bresse, en Égypte dans les endroits où le Nil a déposé des marnes argileuses; il en est de même pour la fièvre jaune.

Les contrées avec un terrain sablonneux et siliceux paraissent exemptes du choléra. Le goître règne endémiquement dans les contrées à calcaires de lias et à calcaires magnésiens, etc.

Exposition. — Selon que le sol sera exposé à l'un des quatre points cardinaux, nord, sud, est ou ouest, ou qu'il sera dans une position intermédiaire, nord-est, sud-est, etc., le climat et par suite les habitants se ressentiront des caractères tout particuliers inhérents à chacune de ces dispositions. Si le sol est exposé au nord, la température y sera plus froide, plus sèche, et les maladies se rapprocheront du type des maladies que l'on observe dans les pays septentrionaux. Il en sera de même pour l'exposition du midi. L'exposition de l'ouest se rapproche un peu de celle du midi, celle de l'est de l'exposition du nord. Quant aux expositions intermédiaires nord-est, sud-est, etc., elles participent des influences des deux directions. Si le sol est baigné par la mer, un grand lac, ou un grand cours d'eau, le climat sera plus tempéré, et l'air habituellement chargé d'un certain degré d'humidité ; des vents légers et frais y souffleront qui rendront plus tempérées les chaleurs de l'été ; c'est pour cela que les grandes chaleurs du midi, des pays tropicaux sont rendues supportables ; les grands froids de l'hiver seront aussi moins vifs ; cela tient à la présence de la vapeur d'eau qui se condensant en brouillards restitue à l'air une certaine quantité de calorique latent.

Ventilation. — On donne ce nom aux différents moyens mis en usage pour renouveler l'air dans les appartements, les divers établissements publics, les vaisseaux, etc.

Ces moyens sont très-variables : pour les habitations privées, il suffit d'ouvrir les fenêtres et les portes, et d'établir ainsi un courant d'air qui permettra d'opérer rapidement le renouvellement de l'air.

Pour les grands établissements, on a proposé un nombre infini de moyens, qui, il faut bien le dire, ne réunissent aucunement les conditions désirées. Un des plus commodes est celui proposé par Guérard, « il consiste en un tambour muni d'une ouverture centrale de 0 mètre 60 de hauteur, sur 0 mètre 40 de largeur; un axe y met en mouvement quatre ailes en bois qui font 360 à 380 tours par minute. Ce tambour est mis en communication avec l'intérieur au moyen d'un large conduit en bois : la machine aspire de 40 à 50 mètres cubes d'air par minute. Il ne faut pour la mettre en mouvement que la force d'un dixième de cheval, et son prix est de 100 fr. » Cependant M. le général Morin, qui s'est occupé tout spécialement de cette question, conclut que le meilleur moyen est encore le plus simple, et qu'il consiste dans l'ouverture des portes et fenêtres, à heures déterminées, et pendant un certain temps. En été, il est facile de rafraîchir l'air; on obtient ce résultat en le mettant en contact d'une grande nappe d'eau, c'est ce qu'on fait par les arrosements, ou bien en soustrayant l'appartement aux rayons solaires en fermant les volets.

En hiver, le meilleur ventilateur est une cheminée ou un poêle qui *tire* bien. La prise d'air supérieure introduit un air froid, l'air chaud étant plus léger tend toujours à monter, il en résulte un courant établi, qui renouvelle l'air continuellement.

Dans la marine, on emploie un ventilateur connu sous le nom de *manche à vent;* c'est un grand tuyau conique dont l'extrémité supérieure évasée vient s'ouvrir à deux mètres environ au-dessus du pont, et dont l'extrémité inférieure descend par une écoutille dans la cale ou l'entre-pont. L'air s'engouffre dans cette espèce d'entonnoir avec d'autant plus de force et de vitesse, que le vent est plus fort et que l'atmosphère dans laquelle plonge l'extrémité inférieure est plus raréfiée.

Chauffage. — Les divers moyens de chauffage sont : les poêles, les cheminées, les calorifères.

Les combustibles employés sont : les bois, le charbon de terre, le coke, l'eau chaude et la vapeur.

Les poêles seraient d'excellents moyens de chauffage, si l'air pouvait être renouvelé ; le principal inconvénient qu'on leur reproche c'est de dessécher l'air : on obvie à ce défaut en plaçant sur le poêle un vase rempli d'eau, qui rend ainsi à l'air une partie de son humidité. Les poêles se font en faïence et en fonte ; on préfère les premiers, ceux en fonte étant accusés de dégager une odeur métallique qui prédispose aux migraines.

Les cheminées sont d'excellents moyens de chauffage, en ce sens qu'elles permettent à l'air de se renouveler en quantité convenable ; mais justement à cause de cela, elles donnent moins de chaleur aux appartements ; en effet, les neuf dixièmes de la chaleur produite sont perdus. Un des grands inconvénients des cheminées est de fumer, c'est ce qui arrive quand la cheminée *tire mal*. On entend par tirage d'une cheminée un courant qui s'établit de bas en haut, dans le tuyau, par l'effet de l'ascension des produits de la combustion. On s'oppose à la fumée en activant la combustion ; pour cela on donne à la cheminée une prise d'air plus considérable, ou bien on diminue son calibre pour augmenter sa longueur. On place encore sur le sommet des cheminées des chapiteaux mobiles qui s'opposent à l'entrée des vents, et empêchent ainsi le refoulement de la colonne ascensionnelle.

Les calorifères sont de trois ordres : à air chaud, à vapeur, à circulation d'eau chaude. Le chauffage à air chaud consiste à chauffer l'air dans la partie inférieure d'un édifice, et le faire distribuer, à l'aide de tubes et de bouches de chaleur, dans toutes les parties d'un appartement.

Le chauffage par la vapeur est compliqué et dispendieux ; il est de plus dangereux et expose aux explosions ; il consiste en un appareil produisant la vapeur, d'où s'échappent des tuyaux dans lesquels elle circule ; ces tuyaux vont s'ouvrir dans des condensateurs, d'où partent de nouveaux tuyaux qui ramènent la vapeur à la chaudière.

Le chauffage par la circulation d'eau chaude consiste en un mouvement circulatoire d'eau chaude qui, après s'être échauffée, s'élève dans une série de tubes, puis, une fois refroidie, revient à la chaudière.

Les calorifères n'ont qu'un défaut, c'est d'amener une température trop haute, et de produire des vertiges, des céphalalgies, etc., et de plus, en donnant une différence de température trop grande entre le dedans et le dehors, de prédisposer aux phlegmasies pulmonaires.

Les différents bois employés à la combustion sont les bois de chêne, de charme, de hêtre ou d'orme. Le bois de charme paraît être le meilleur. En tout cas, ils doivent être secs, lourds et pas trop gros.

Le charbon de terre ou houille est bien souvent employé comme combustible, il faut éviter de le laisser fumer ; il a un pouvoir calorique considérable : un kilogramme de houille équivaut à deux kilogrammes de bon bois.

Le coke, qui n'est que le résidu de la houille, après que celle-ci a servi à la fabrication du gaz d'éclairage, ne donne pas d'odeur, mais ne chauffe que très-peu.

Éclairage. — L'homme se trouve obligé d'avoir recours à différentes substances brûlant facilement au contact de l'air, pour lui donner la clarté qui l'empêchera de rester plongé une partie de son existence dans l'obscurité.

Les différentes matières auxquelles l'homme s'est adressé pour atteindre ce but, sont : les résines, le suif, la cire, les huiles et diverses productions telles que le gaz et le pétrole.

La résine est une substance âcre et inflammable qui découle de certains arbres de la famille des conifères; elle était très-employée autrefois dans les campagnes pour éclairer les longues soirées d'hiver; elle détermine en brûlant des vapeurs épaisses, âcres, qui prennent à la gorge et déterminent facilement de la toux. On ne s'en sert plus aujourd'hui que pour la fabrication des torches.

Le suif, qui est constitué par de la graisse de bœuf ou de mouton, est un composé d'oléine, de margarine et de stéarine, il sert à la fabrication des chandelles. Celles-ci éclairent peu par suite de leur combustion incomplète qui donne des vapeurs contenant une huile empyreumatique, des traces d'acides stéarique, margarique, oléique, du charbon et de l'hydrogène carboné. Elles déterminent du picotement à la gorge, de la toux, du larmoiement.

La cire sert à la confection des bougies; aujourd'hui la plus grande partie des bougies est faite avec l'acide stéarique, en raison de son prix peu élevé. Cet acide est extrait du suif de bœuf; autrefois on fabriquait encore des bougies avec la cire fournie par le *myrica cerifera*, arbre de la famille des myrtacés, ou bien encore avec la cétine, principe gras qui constitue presque exclusivement le blanc de baleine.

La combustion des bougies est plus complète ; par suite, la lumière est plus vive et les vapeurs dégagées presque nulles.

Les huiles qui servent à l'éclairage sont : l'huile de colza, l'huile d'œillette et l'huile de chènevis.

L'huile de colza est préférable aux autres, quand elle a été purifiée par l'acide sulfurique. On en retire 39 pour 100 des grains de colza.

L'huile d'œillette se retire du pavot noir.

L'huile de chènevis est d'abord verdâtre et jaunit bientôt ; on en retire 25 pour 100 des grains de chanvre, elle est âcre et visqueuse.

Pour brûler ces différentes huiles, on se sert de lampes qui, d'abord toutes simples, et consistant en un vase où baignait dans l'huile une mèche de coton que l'on allumait au dehors, ont subi successivement des améliorations, qui ont rendu plus hygiéniques, plus agréables et plus commodes ces différentes formes d'éclairage. Aujourd'hui on se sert presque exclusivement des lampes modérateurs et des lampes Carcel. Les premières sont des lampes à double courant d'air, dont le réservoir d'huile se trouve au-dessous de la mèche, le liquide monte à l'aide d'un piston poussé par un ressort à boudin qui comprime l'huile quand il est au haut de sa course, et la fait monter à l'aide d'un petit tuyau spécial jusqu'à la mèche.

Les lampes Carcel sont celles qui donnent la

plus vive lumière; l'huile parvient à la mèche à l'aide d'un mouvement d'horlogerie.

Le gaz s'obtient par la distillation de la houille: c'est un composé de protocarbure et de bicarbure d'hydrogène. Il se fabrique dans des usines spéciales, d'où il est distribué dans la ville à l'aide de tuyaux de plomb.

On a remarqué que les ouvriers qui séjournent nuit et jour dans un endroit où brûle le gaz, sont sujets à l'étiolement, à de la toux, à une certaine irritation bronchique qui peut favoriser le développement des tubercules : mais c'est surtout quand il n'est pas très-bien purifié, et qu'il a une odeur de sulfhydrate d'ammoniaque très-prononcée qu'il provoque la toux, la dyspnée, etc. — On a encore cité certaines ophthalmies produites par la lumière du gaz.

Pétrole. — L'huile de pétrole est d'une importation récente, ou du moins il n'y a guère qu'une douzaine d'années que l'on s'en sert, son prix étant encore trop élevé avant cette époque.

Cette huile est un produit naturel qui se trouve dans beaucoup de localités, mais surtout dans l'Amérique du Nord.—C'est une substance très-bonne pour l'éclairage, donnant une clarté vive, blanche, nette, mais dangereuse dans son maniement; aussi ne devra-t-on l'employer qu'avec circonspection. Voici les règles qu'il faudra observer, et qui nous sont fournies par le docteur Const. Paul :

« N'employer que de l'huile rectifiée.

« La conserver dans des bidons en fer-blanc fermés par un bouchon de métal à l'aide d'un pas de vis.

« Le récipient de la lampe sera large, peu profond, et fait d'une substance transparente (verre, porcelaine).

« Le pied en sera large et pesant.

« Le bec des lampes sera long pour que la flamme soit éloignée du récipient ; 6 centimètres au moins.

« On ne versera l'huile dans la lampe que dans la journée.

« Pour éteindre on baisse graduellement la mèche, et quand il ne reste qu'une petite flamme bleue, on souffle doucement.

« Le sable, la terre, le grès, sont préférables à l'eau pour éteindre les huiles minérales en combustion. »

L'électricité que l'on cherche à établir comme moyen d'éclairage, est impraticable pour les rues et les places, en raison de la trop grande concentration des rayons lumineux, et serait d'un effet désastreux pour la vue. Ce genre de lumière est bon pour les phares, les signaux, etc.

Propreté. — Les différentes pièces d'un appartement devront, il va sans dire, être tenues dans la plus grande propreté. Chaque matin, les chambres seront balayées, les meubles époussetés, etc. S'il y a des fleurs dans un appartement, on aura soin de les mettre à l'air pendant la nuit, nous avons déjà dit qu'il ne devait jamais y avoir de végétaux dans les chambres à coucher. — C'est, en général, une mauvaise chose que de conserver des animaux dans les habitations privées, à la ville surtout; outre les ordures qu'ils font, ils vicient l'air par l'odeur qu'ils répandent, et sont de plus une cause d'encombrement.

II. — Causes d'insalubrité.

Les causes d'insalubrité résultent de l'examen que nous avons fait des différentes qualités de l'air, de la bonne ou mauvaise exposition des habitations, de la propreté, etc..... Elles ne frappent pas exactement tous les individus : les uns, d'après leur constitution, sont rebelles à tels miasmes; d'autres, au contraire, en sont facilement frappés. — Pour remédier aux divers gaz méphitiques qui s'échappent des égouts, des fosses d'aisances, des marais, des fumiers, etc., on aura recours à des désinfectants, dont voici les meilleurs, selon les gaz produits :

Contre les gaz ammoniacaux : les acides nitrique et hydrochlorique.

Contre les acides carbonique et sulfhydrique, on emploiera les alcalis : ammoniaque, chaux vive, soude, potasse, etc.

Contre les substances organiques, les acides nitreux et sulfureux qui les décomposent en prenant leur oxygène.

Contre les gaz fétides : les poudres de charbon, de plâtre.

Et enfin contre la fermentation putride : le coaltar, l'acide phénique, etc.

III. — Vêtements.

On donne le nom de vêtements aux substances diverses employées par l'homme pour recouvrir les différentes parties de son corps.

Les matières destinées à nos vêtements jouissent de propriétés différentes selon qu'elles sont plus ou moins bonnes conductrices du calorique.

On dit qu'un corps est bon conducteur du calorique quand il a la propriété de recevoir facilement la chaleur, de s'en laisser pénétrer, puis de la céder avec la même facilité; il est mauvais conducteur quand il ne se laisse pas pénétrer et qu'il ne transmet pas la chaleur. Partant de ces définitions, on conclura donc que la matière la plus chaude sera celle qui conduira moins la chaleur : elle ne laissera pas en effet dégager celle qui s'échappe de nos organes, elle ne s'en laissera pas pénétrer, et l'accumulera à la surface du corps.

Les vêtements de laine sont dans ce cas.

Si la température extérieure était plus élevée que celle de notre corps, ce serait encore à la laine qu'il faudrait donner la préférence parce qu'elle ne laisserait pas pénétrer le calorique.

Les corps bons conducteurs fournissent les vêtements les plus frais.

Ils se laissent pénétrer par le calorique de notre corps et le cèdent facilement; mais comme ils absorbent aussi, avec la même facilité, la chaleur extérieure pour la transmettre à notre corps, ils sont par là même moins propres à l'objet que l'on se propose.

Cependant, comme la température de notre corps est presque toujours supérieure à la température ambiante, il y a avantage à s'en servir, ce sont : la toile, le coton, etc.

Les principales substances qui servent à la confection de nos vêtements sont tirées du règne végétal et du règne animal.

Celles du règne végétal comprennent les écorces du chanvre, du lin, le coton végétal qui provient du fruit du *gossypium arboreum ;* on emploie encore quelques graminées, des plantes de la famille des joncées et des conifères; l'on fait avec le liber des pins maritimes un tissu de flanelle recommandé contre les toux opiniâtres, les bronchites, etc.

Parmi les substances animales, on se sert du poil de chèvre, de la laine fournie par les moutons, des peaux de différents animaux, de la soie fournie par le bombyx du mûrier.

En été on portera des vêtements blancs en lin ou en coton, en hiver des vêtements en laine ou en soie.

La couleur des vêtements joue aussi un grand rôle dans le pouvoir absorbant ou le pouvoir émissif du calorique.

Ce serait toujours aux vêtements blancs qu'il faudrait accorder la préférence, en été comme en hiver, si la *mode* nous laissait libres d'agir selon les vrais préceptes de l'hygiène.

Le pouvoir émissif des vêtements blancs est, en effet, moindre que celui des vêtements noirs; ils s'opposent moins pendant l'hiver à la déperdition de la chaleur du corps; en été, au contraire, leur pouvoir absorbant étant très-faible, ils absorbent moins de chaleur. C'est, sans doute, pour cette raison que la nature a donné des pelages blancs aux animaux qui habitent aux régions polaires. — L'expérience a constaté que les tissus dont la trame est lâche, poreuse et épaisse sont ceux qui sont les moins bons conducteurs de la chaleur et qui, par conséquent, s'opposeront le mieux au refroidissement du corps.

Modifications selon les âges. — « Au moment, dit J.-J. Rousseau, que l'enfant respire en sortant de ses enveloppes, ne souffrez pas qu'on lui en donne d'autres qui le tiennent plus à l'étroit.

Point de têtières, point de bandes, point de maillot ; des langes flottants et larges qui laissent tous ses membres en liberté et ne soient ni assez pesants pour gêner ses mouvements, ni assez chauds pour empêcher qu'il ne sente les impressions de l'air ; placez-le dans un grand berceau bien rembourré, où il puisse se mouvoir à l'aise et sans danger. Quand il commence à se fortifier, laissez-le ramper par la chambre ; laissez-lui développer, étendre ses petits membres : vous les verrez se renforcer de jour en jour. Comparez-le avec un enfant bien emmaillotté du même âge, et vous serez étonné de la différence de leurs progrès. » (*Emile*, livre Ier.)

Rien en effet n'est plus préjudiciable au développement des enfants, que cette funeste habitude de les emmaillotter, habitude qui tend heureusement à disparaître de jour en jour, et dont on ne retrouve plus la pratique barbare que dans quelques campagnes ; que les petits enfants soient couverts de vêtements propres, souples, très-chauds, car plus l'homme est jeune et moins il produit de calorique ; les meilleurs sont les langes chauds fréquemment renouvelés, et qui ne gêneront en rien les mouvements de ce petit être.

On aura bien soin d'éviter de comprimer la tête des enfants. Au début on emploiera de petits bonnets de toile (béguins) ; plus tard, quand l'enfant commence à marcher, on emploie les bourrelets de paille ou de baleine, qui servent à amortir les effets des chutes; puis on fera porter aux enfants de petites brassières larges, chaudes, faciles à entrer et à sortir; ce n'est que vers quatre à cinq ans que l'on commencera à faire porter des culottes qui s'attacheront, à l'aide de boutons, à une petite brassière.

Une fois parvenu à l'âge adulte, l'attention ne devra pas non plus être moindre sur le choix et la confection des vêtements, car ils peuvent être la cause d'un grand nombre d'incommodités, et même de certaines maladies sérieuses.

Il faut que le cou soit dégagé, qu'il ne soit pas serré dans des faux-cols, qui empêcheraient la circulation et prédisposeraient aux congestions sanguines. La culotte ne sera ni trop ample ni trop serrée; dans le premier cas, elle laisserait passer l'air; dans le second cas, si la culotte est trop collante, elle gêne les mouvements; la ceinture comprime le ventre, et empêche la respiration due à l'abaissement du diaphragme de s'accomplir convenablement; elle comprime certains organes et peut occasionner des douleurs névralgiques, comme l'a observé M. le docteur Piorry. Les bretelles qui soutiennent le pantalon ne devront jamais être trop serrées; elles seront lâches, jouant facilement, et ne gêneront en rien les mouvements; celles en élastiques sont préférables.

Les gilets seront serrés à volonté à l'aide d'une boucle placée en arrière ; ils devront être montants en hiver, ouverts en été. Les habits ont affecté et affectent toute espèce de formes, suivant les exigences de la mode; ils ne devront être ni trop serrés ni trop amples.

Il serait difficile de trouver une coiffure plus disgracieuse, plus incommode, moins hygiénique que celle que nous avons adoptée : je veux parler du chapeau. En effet, il est lourd, ne garantit pas des rayons du soleil en été; il est froid en hiver et serre le front. Quelle différence entre cette coiffure et celles plus gracieuses, plus hygiéniques de nos ancêtres !

Les chaussures sont faites en bois, en cuir ou en étoffe.

En bois, on fait les sabots, qui ne sont guère portés qu'à la campagne ; ils sont mauvais conducteurs du calorique, et par conséquent chauds; ils sont fatigants pour la marche en raison de leur dureté, et déterminent un épaississement de la peau des pieds.

En cuir, on fait les bottes, les bottines et les souliers. Les bottes sont une chaussure commode qui garantit les jambes des violences extérieures, de l'humidité et du froid ; les bottines sont aussi des chaussures hygiéniques, pourvu que les élastiques ne soient pas trop durs, ce qui serait un obstacle à la circulation, amènerait un gonflement des pieds et une prédisposition aux varices; elles sont moins chaudes que les bottes.

Pour l'été, les chaussures en étoffe sont préférables; elles sont moins chaudes que celles de cuir.

Relativement aux vêtements des femmes, nous ne dirons qu'un mot qui aura trait à l'usage du corset, contre lequel se sont élevés tant de médecins et tant de critiques. M. Bouvier, dans un excellent rapport lu à l'Académie de médecine, fait le tableau suivant de tous les accidents déterminés par le corset :

Excoriations au voisinage des aisselles; gêne de la circulation veineuse des membres supérieurs; accidents résultant de la compression du plexus brachial; aplatissement, froissement des seins, et diverses maladies des glandes lymphatiques et des glandes mammaires; affaissement, excoriations et déformation des mamelons; rétrécissement de la base du thorax; réduction des cavités de la poitrine et de l'abdomen; refoulement du diaphragme; compression des poumons, du cœur, de l'estomac, du foie, etc.; palpitations de cœur, syncopes; embarras dans la circulation de la tête et du cœur; gastralgie, nausées; abaissement de certains organes, troubles de fonctions physiologiques, etc., etc.

Il est évident qu'il y a beaucoup d'exagération dans tous ces faits, car, comme toutes les femmes portent des corsets, il s'ensuivrait que pas une d'elles ne serait dans un état de santé satisfaisant. Ce à quoi il faut veiller, c'est à ne jamais laisser porter un corset avant l'âge de la puberté. Il faudra, dans tous les cas, qu'il soutienne sans comprimer, et ne gêne ni la respiration ni aucun des mouvements.

Modifications selon les saisons, les climats, le temps. — Il est d'une bonne hygiène d'approprier ses vêtements aux variations de la température. C'est ainsi que pendant l'hiver, on portera des vêtements chauds, en laine moelleuse, qui se rapprocheront des vêtements des habitants du nord ; il en sera de même pendant l'été, où les habits seront frais, amples, etc.

Les mœurs des habitants variant avec les climats, les vêtements devront subir aussi de grandes modifications.

Les peuples civilisés ont presque tous adopté les modes françaises, sauf toutefois ceux qui, forcés par des températures trop élevées, ont adopté des costumes plus en rapport avec le milieu où ils vivent. C'est ainsi que les Orientaux ont des vêtements amples, donnant un libre accès à l'air ; la tête est recouverte d'une simple calotte en laine; les Arabes portent une espèce de tunique fendue par devant et serrée autour du corps avec une ceinture en flanelle; ils sont recouverts du burnous blanc.

En Amérique, dans les contrées chaudes, les vêtements sont plus amples que les nôtres, la coiffure à bords plus larges, et, dans les pays froids, les vêtements sont garnis de fourrure.

IV. — Soins du corps, cosmétiques.

On donne le nom de cosmétiques à des préparations destinées à entretenir la beauté, ou à en dissimuler les défauts. Les cosmétiques étaient connus de toute antiquité ; les Grecs et les Romains avaient fait un véritable art de leur fabrication. Un grand nombre de cosmétiques ont été livrés à la consommation ; les uns sont dangereux, les autres sont inoffensifs quand on en use modérément.

Les cosmétiques dangereux sont surtout ceux fabriqués avec des substances minérales, tels que : le cinabre ou sulfure rouge de mercure (vermillon) qui sert à faire une pommade qui est d'un beau rouge, mais dangereuse, et peut amener des éruptions de la peau, la perte des dents, etc.; l'arsenic qui sert à la préparation de la crème parisienne, pâte épilatoire composée de chaux, de sulfure d'arsenic et d'orcanette ; les préparations d'argent pour la teinture des cheveux (eaux de Chine, d'Égypte) peuvent amener des érysipèles, des congestions; les sels de plomb (céruse, sulfate, etc.), qui servent à la préparation du fard blanc, sont dangereux et ont amené des empoisonnements bien constatés ; le sous-nitrate de bismuth n'est inoffensif qu'à la condition d'être parfaitement séparé de l'acide arsénieux qu'il contient, il sert aussi à la fabrication du fard blanc.

Les meilleurs cosmétiques dont on puisse faire usage sans danger, sont : les vinaigres, qui ne sont autre chose que de l'acide acétique mélangé à des infusions de plantes diverses ; les huiles essentielles qui sont mélangées à l'alcool et qui forment l'eau de Cologne, l'eau de Lubin, l'eau de Portugal, etc. ; le carmin extrait de la cochenille dont on fait une pommade pour les lèvres, et un fard pour la peau ; la plupart des plantes qui appartiennent à la famille des labiées (thym, sauge, etc.) ont des propriétés toniques pour la peau.

Il ne faut pas perdre de vue que l'usage des vinaigres, en trop grande quantité, a la propriété de corroder la peau, de lui enlever son duvet, et par suite son velouté.

Les pommades se font avec de la moelle de bœuf diversement colorée et aromatisée, elles rancissent avec le temps et perdent de leur qualité.

Pour la bouche, ce qu'il y a de mieux est l'eau pure ou du pain grillé au four et pilé : de temps en temps une poudre composée de partie égale de charbon et de quinquina finement pulvérisés.

Depuis quelque temps on emploie beaucoup la glycérine, qui est très-onctueuse et salutaire, mais qui a la propriété de tous les corps gras, c'est-à-dire de boucher les pores et de s'opposer ainsi à la sécrétion de la sueur.

Les savons sont des composés de soude, d'axonge, d'huile d'olive et aromatisés avec des essences diverses ; on les rend transparents par l'addition d'un peu d'alcool, quelques-uns sont colorés et nuisibles ; ainsi, la couleur rose s'obtient avec le vermillon (sel de mercure) la couleur verte avec l'arsenic, substances dangereuses, et qui sont d'autant plus préjudiciables qu'elles sont absorbées plus facilement, puisque l'eau, ramollissant l'épiderme, en favorise l'absorption.

Le savon de couleur jaune (sesquioxyde de chrome) est inoffensif, de même que le savon blanc.

Bains. — On donne le nom de bains à l'immersion du corps dans l'eau pendant un certain temps.

L'usage des bains régna de toute antiquité; les anciens en étaient beaucoup plus avides que nous : c'est à Mécène que l'on doit l'établissement des premiers bains publics.

Au point de vue de la température, on distingue quatre sortes de bains :

Les bains chauds, les bains tièdes, les bains frais et les bains froids.

Les bains chauds varient de 35 à 45 degrés, ils se prennent dans des baignoires ; ils sont un puissant moyen d'excitation de la surface cutanée, qui rougit et se couvre de sueur ; ils augmentent l'exhalation pulmonaire ainsi que les autres sécrétions.

Les bains tièdes varient de 25 à 33 degrés, ils sont des moyens d'hygiène et de propreté ; ils nettoient et assouplissent la peau en lui enlevant les débris épidermiques qui restent à la surface, et lui permettent de mieux remplir ses fonctions, ils calment les nerfs, délassent l'économie ; ils ne doivent avoir qu'une durée de 25 à 35 minutes au plus, le médecin seul sera juge d'un plus long séjour. On y ajoute souvent des substances médicinales, toniques ou adoucissantes.

Les bains frais s'emploient surtout dans les cas d'excitation, de susceptibilité nerveuse, de fièvre intense, ils doivent avoir de 15 à 24 degrés.

Les bains froids sont de deux sortes : les *bains d'eau de rivière* et *d'eau de mer*. Ce sont ceux dont la température est au-dessous de 25 degrés.

Lorsque l'on entre dans l'eau de rivière, il y a tout à coup soustraction d'une partie du calorique, et refoulement du sang de la circonférence au centre ; il se produit un ébranlement nerveux d'autant plus considérable que le bain est plus froid, il y a spasme et rougeur de la peau, la respiration est irrégulière. Les bains froids calment la chaleur générale, diminuent la transpiration et donnent du ton à l'organisme ; il est nécessaire de ne pas rester dans l'eau, inactif ; il faut exécuter des mouvements, et ceux de la natation sont préférables à tous.

Outre l'action de l'eau froide, les bains de mer en ont une spéciale eu égard à l'action des vagues, et aux principes divers que l'eau contient. Les vagues fouettent le corps et exercent une espèce de massage ; l'eau de mer contient des principes salins, iodés, bromés, etc., qui la rendent plus tonique, aussi ordonne-t-on ces bains dans un grand nombre de maladies.

Dans les *bains de vapeur*, on expose tout le corps soit à la chaleur d'une étuve sèche, soit à l'action de la vapeur, les premiers sont les plus employés. Ces bains sont stimulants, ils excitent la peau à remplir ses fonctions avec plus d'énergie.

Les *bains russes* consistent dans l'élévation rapide de la température du corps, température que l'on soustrait rapidement à l'aide d'une pluie d'eau froide, puis renouvellement d'une température élevée ; ce sont des bains très-toniques, qui stimulent vigoureusement la peau, en amenant une révulsion sur elle, mais ils ne doivent être pris qu'avec beaucoup de précaution.

Le corps a besoin d'être maintenu dans un état constant de propreté. Pour cela, des bains seront pris au moins tous les quinze jours ; le linge sera renouvelé souvent ; on fera plusieurs fois par semaine des ablutions d'eau froide sur tout le corps, à l'aide d'une éponge imbibée de ce liquide, et on procédera chaque matin aux soins de sa toilette.

Il est bon de ne pas conserver le même linge la nuit que le jour, de se coucher de bonne heure, de se lever de même. Comme l'a dit le savant médecin allemand Hufeland, chaque soir on éprouve un mouvement fébrile causé par les fatigues et les émotions de la journée; aussi doit-on se coucher de bonne heure pour laisser passer sans danger cette surexcitation, que des veilles et des émotions d'un autre genre ne peuvent qu'aggraver.

TROISIÈME LEÇON.

I. Aliments : Nature et qualité des divers aliments. Leur appropriation aux âges, aux tempéraments, aux professions, aux climats. — II. Conserves alimentaires : altération et falsification des aliments. — III. Régime alimentaire.

I. — Aliments : leur nature.

Avant de nous occuper de la nature des aliments, je crois qu'il est utile de rappeler, en quelques mots, les phénomènes de la digestion, phénomènes qui rendront plus lucide, plus compréhensible ce que nous aurons à dire sur les aliments et leurs diverses propriétés.

La digestion est une fonction qui a pour but de séparer des matières alimentaires les principes qui peuvent être absorbés, de les faire assimiler, puis de faire rejeter le résidu, impropre à la restauration des tissus.

Les aliments une fois arrivés à la bouche, à l'aide de la préhension, sont divisés par la mastication et mélangés à la salive, liquide aqueux contenant des sels et une matière organique, la *ptyaline*, sécrétée par les glandes parotides, sous-maxillaires et sublinguales. La salive a la propriété de transformer en sucre l'amidon et les fécules, et c'est la *ptyaline*, appelée aussi *diastase animale*, qui est chargée de cette transformation. Mais, chose remarquable, ce n'est que la salive provenant des trois glandes et des glandules de la bouche qui peut arriver à ce résultat. Prise à part, la salive des parotides ne sert qu'à humecter les aliments, celle des autres glandes est visqueuse et facilite le glissement.

Parvenus à l'estomac, les aliments y subissent des modifications plus profondes, qui sont dues à l'action du suc gastrique.

Le suc gastrique n'afflue dans l'estomac que lorsque celui-ci est rempli par les aliments. C'est un liquide incolore, limpide, d'une saveur salée, composé d'eau, de sels constitués par des chlorures alcalins et terreux, de l'acide lactique et de l'acide chlorhydrique, et d'une substance organique particulière appelée *pepsine*. C'est à cette substance qu'est dû le phénomène de la digestion stomacale : la pepsine a la propriété de dissoudre l'albumine, la fibrine, le gluten, en un mot, toutes les substances azotées, et de les transformer en une matière semi-fluide appelée *chyme*.

Ainsi préparés, les aliments sont portés dans le tube intestinal où ils subissent une nouvelle transformation qui porte le nom de *chylification ;* elle s'effectue : 1° par la bile et le suc pancréatique qui servent à la digestion des matières grasses ; 2° par le suc intestinal chargé de digérer les matières azotées qui auraient échappé à l'action du suc gastrique.

L'absorption est très-active dans l'intestin, elle se fait au moyen de villosités sans nombre qui en tapissent toute la membrane muqueuse. Il reste un certain nombre de matières qui ont traversé le tube intestinal sans avoir subi de modifications ; elles sont composées de ligneux, de débris épidermiques, de la partie excrémentitielle de la bile et sont rejetées au dehors sous le nom d'excréments.

Le résultat final de la digestion est celui-ci : « Un tiers du poids des aliments que nous prenons en vingt-quatre heures s'en va par les urines, un autre tiers se perd avec l'air expiré, le dernier abandonne le corps chaque jour sous forme d'excréments, de sueurs, de transpiration cutanée, d'écailles épidermiques. Une toute petite partie, presque insaisissable chez l'adulte, sert à notre accroissement. » (Moleschott.)

Quant aux liquides, la plupart d'entre eux sont directement absorbés par les veines de l'estomac et de l'intestin grêle, et portés dans le torrent circulatoire.

Tels sont, en résumé, les phénomènes de la digestion; maintenant occupons-nous de la nature des aliments.

On appelle aliments des substances que

l'homme introduit dans les voies digestives pour servir à sa nutrition. On a divisé les aliments en deux groupes : aliments azotés et aliments non azotés.

Les aliments azotés que l'on a encore désignés sous le nom de substances *protéiques*, *albuminoïdes*, sont tous constitués chimiquement par des proportions variables de charbon, d'hydrogène, d'oxygène et d'azote; ce sont des substances quaternaires, elles comprennent : l'albumine (œufs, cervelle, nerfs, glandes, sang), la fibrine (chair et sang), la caséine (lait, fromage, beurre), l'osmazôme (bouillon), la gélatine (tendons, os, peau, etc.).

Ceux de nature végétale comprennent :

L'albumine végétale (sucs des végétaux, graines), la caséine végétale (haricots, pois, etc.), le gluten (grains des céréales).

Les aliments non azotés ont été divisés en deux groupes : 1° les substances amylacées, 2° les substances grasses.

Les substances amylacées proviennent du règne végétal, les principales sont :

L'amidon ou fécules (pommes de terre, haricots, fécules, lentilles, farines, etc.); la dextrine; le sucre (fruits, glycose et sucre de fruits); la gomme (graines, racines, etc.); le sucre de lait ou lactose (lait des animaux).

Les substances grasses : graisses animales et huiles de toute espèce.

Enfin M. Boussingault a communiqué à l'Académie des sciences un important mémoire sur le fer contenu dans les aliments, il est arrivé aux résultats suivants :

Pour 100 de matière : le sang de bœuf en contient $0^{gr},037$; la chair musculaire du même animal $0^{gr},004$; celle du veau $0^{gr},002$; pain blanc $0^{gr},004$; le lait de vache $0^{gr},001$; les haricots blancs $0^{gr},007$; les pommes de terre $0^{gr},001$; le vin rouge de Beaujolais $0^{gr},001$; la bière $0^{gr},004$, etc., etc.

Il résulte de ces conclusions que la nourriture du soldat français contient 0,06 centigr. de fer par jour, celle du marin 0,07 centigr., celle d'un ouvrier irlandais, la pomme de terre remplaçant le pain, $0^{gr},01$.

Le sang est donc l'aliment le plus riche en fer.

Qualité des divers aliments. Bouillon. — On donne le nom de bouillon au liquide dans lequel on a fait bouillir un morceau de viande. Le liquide est de l'eau ordinaire, la viande est en général du bœuf, du mouton, du veau, etc. On fait aussi du bouillon de poulet.

Pour faire un bon bouillon, il faut 500 gr. de viande par litre d'eau, on y ajoute 1 gr. de sel et 100 gr. de légumes variés ; il faut six heures de cuisson environ.

Les matières nutritives contenues dans le bouillon sont : l'osmazôme, la graisse et la gélatine; les matières végétales qu'on y ajoute y apportent un peu de sucre et de la dextrine.

Le bouillon est un bon aliment qui se digère d'autant mieux qu'il est plus concentré.

On prépare un bouillon dit américain pour les malades, de la façon suivante :

On prend 150 grammes de filet de bœuf que l'on coupe par petits morceaux après en avoir enlevé les aponévroses, la graisse ; on les met dans un bol avec du sel et trois à quatre cuillers à bouche d'eau ; on fait chauffer au bain-marie pendant trois à quatre heures ; une fois ce temps écoulé, on exprime, dans un linge, le suc de cette viande ainsi cuite et l'on obtient un jus très-concentré, très-nutritif et de digestion facile.

Le bouillon de poulet contient de la gélatine et peu d'osmazôme, il est peu nourrissant, il a été vanté par Hippocrate.

Le bouillon de veau est rafraîchissant et laxatif.

Quant aux bouillons d'escargots, de grenouilles, ils ne sont guère employés qu'en médecine, on les a conseillés aux malades atteints d'affections pulmonaires.

Viandes. — Les viandes de boucherie qui servent à l'alimentation sont celles de bœuf, de veau, de mouton, d'agneau, de porc et de cheval.

Pour que la viande d'un animal soit saine, il

importe qu'elle ne soit altérée ni par une maladie du vivant de l'animal, ni après l'abatage.

Le pouvoir nutritif de ces viandes est à peu près le même, la viande de bœuf contient environ 26 pour cent d'albumine et de fibrine, celle de veau 19, celle de mouton 22, celle de porc 19, mais cette dernière est, de toutes, la plus indigeste, en raison de la graisse qui se trouve mélangée aux fibres musculaires. Dans ces derniers temps on a fait grand bruit, et à juste titre, de la trichinose, maladie du porc qui consiste dans la présence de vers à l'état de larves contenues dans sa chair. Ces larves se développent dans les intestins de l'homme, se transforment en petits vers appelés trichines, sont emportées dans le torrent circulatoire, pénètrent les muscles où elles exercent des ravages qui ne tardent pas à amener la mort. C'est surtout dans les pays où l'on mange le porc fumé et non cuit, que l'on observe ces accidents. Ces larves ne résistent pas à une température de 70 à 80 degrés.

C'est aux muscles qu'il faut s'adresser pour avoir un pouvoir nutritif plus considérable; les autres parties de l'animal sont de digestion difficile. On fait aussi usage de la viande de cheval, le filet seul est délicat, le bouillon est moins nutritif que celui du bœuf.

Volailles. — Elles comprennent les poulets, les dindons, les pigeons, les canards et les oies. Ces deux derniers sont d'une digestion difficile, en raison de la graisse qu'ils contiennent et de la densité plus grande de leurs fibres musculaires. Les poulets et les dindons sont d'une digestion facile, ils renferment comme la viande de l'osmazôme, de la fibrine, de l'albumine, des sels variés et de la graisse.

Gibier. — On donne ce nom aux animaux vivant en liberté que l'on chasse à certaines époques prescrites par la loi. Il en existe un grand nombre, les principaux sont : les perdrix, les faisans, les cailles, les lièvres, les bécasses, etc.

Le degré de coloration de la viande du gibier est en raison directe de son plus ou moins d'osmazôme ; leur chair est constituée par de la fibrine presque pure, avec peu de gélatine et de graisse ; la digestion en est difficile. Il faut éviter de manger le gibier trop fait, car alors la chair en est malsaine, plus indigeste encore et perd ses qualités nutritives.

Sang. — Les aliments préparés avec le sang, comme le boudin, sont indigestes, les globules sanguins n'étant pas, ou très-peu, solubles dans le suc gastrique.

Poissons, mollusques, crustacés. — Les poissons se divisent en poissons de mer et poissons d'eau douce ; la chair des poissons est moins nutritive que celle des animaux et contient une grande quantité de gélatine ; elle se digère en général bien, surtout celle des soles, des merlans et des poissons d'eau douce, moins l'anguille ;

les poissons à chair rouge, comme le saumon, sont assez indigestes.

Les mollusques et les crustacés, tels que les huîtres, les moules, quand elles sont bien fraîches, sont de digestion facile; l'eau salée qu'elles contiennent les rend légèrement laxatives.

Les *homards, langoustes, écrevisses*, etc., qui ont une fibre musculaire dure, serrée, sont fréquemment la cause d'indigestion.

Quelques-uns de ces aliments peuvent être la cause d'accidents graves, tels que vomissements, coliques, crampes, urticaires, etc.; les moules sont dans ce cas ; on a attribué ces accidents à plusieurs causes : 1° à une maladie des moules, que le docteur Mœhring nomme gâle ; 2° à la présence d'un petit crabe constaté par Lamouroux ; 3° enfin M. Bouchardat attribue ces propriétés malfaisantes à l'adhérence de certaines moules aux coques des navires doublés de cuivre.

Œufs, lait, beurre, fromage. — Les *œufs* sont formés du blanc qui est de l'albumine pure, et du jaune ou vitellus qui contient aussi de l'albumine et des matières grasses, des sels divers et de l'eau. Les œufs ne sont pas d'une digestion facile quand ils sont cuits durs, parce que l'albumine coagulée ne se dissout que très-difficilement dans le suc gastrique,

Légèrement cuits, ils sont très-digestifs et forment une nourriture saine et réparatrice. A l'état de crudité, il est peu d'aliments d'une digestion aussi facile.

Le *lait* est un liquide sécrété par les glandes mammaires de la femme et des femelles des animaux ; c'est un liquide blanc, opaque, d'une saveur douce, un peu sucrée; il est alcalin quand il sort de la mamelle, mais il devient promptement acide à l'air. Le lait de tous les animaux renferme les mêmes principes ; suivant les espèces, les proportions seules diffèrent. Voici, d'après M. Regnault, un tableau comparé des diverses espèces de lait :

	Femme.	Vache.	Anesse.	Chèvre.	Jument.
Eau....................	88.6	87.4	90.5	82.0	86.9
Beurre.................	2.6	4.0	1.4	4.5	traces.
Sucre de lait et sels solubles.	4.9	5.0	6.4	4.5	8.7
Caséum, albumine et sels insolubles............	3.9	3.6	1.7	9.0	1.7

Le lait de femme et le lait d'ânesse sont riches en sucre, et pauvres en caséum et en beurre.

On ordonne le dernier dans les affections pulmonaires. Le lait de chèvre est riche en albumine, il est utile dans certaine diarrhée.

Le lait est un aliment complet, il contient tous les principes nécessaires à la formation de nos tissus, aussi est-ce la nourriture qui convient le mieux aux enfants.

On conseille la diète lactée dans un grand

nombre de maladies comme les gastralgies, les gastrites chroniques, les cancers et ulcères de l'estomac, etc.

Sur les bords de la mer Caspienne, à Orenbourg, on fait suivre les *cures de Koumis ou lait de jument fermenté;* les malades qui suivent avec le plus de succès cette médication, sont ceux atteints de phthisie pulmonaire, de chlorose, de scorbut. En Suisse on fait aussi la cure de petit-lait de chèvre, pour les affections pulmonaires, pour les enfants scrofuleux et les affections du bas-ventre. Le petit-lait imprime à nos sécrétions et excrétions une activité plus grande et agit ainsi sur la composition de nos humeurs, c'est pour cela que les enfants débiles, malingres, scrofuleux s'en trouvent si bien.

Qualités d'une bonne nourrice. — « L'âge des nourrices n'apporte pas de modification dans la composition du lait, pourvu toutefois qu'elles ne dépassent pas 32 à 35 ans. — C'est le lait des nourrices primipares qui se rapproche le plus du lait physiologique. Le développement des mamelles ne prouve pas que la quantité de lait sera plus considérable. En général, le lait des femmes à cheveux noirs est de meilleure qualité, cependant ce n'est pas une règle absolue. La présence des règles diminue la densité du lait, de même que le poids du sucre et de l'eau et augmente le caséum. » (Becquerel.)

Composition du bon lait. — Le lait, pour être

bon, doit contenir : 4 p. 100 de beurre, 7 de caséine, 3 de sucre de lait et le reste en sels divers et eau.

Le beurre se présente sous forme d'une masse onctueuse, de couleur jaune blanc, sans odeur et d'un goût qui rappelle celui de la noisette. Il se produit à l'aide du barattage, par suite de mélange de la matière huileuse du lait avec une petite quantité de caséine et de petit-lait. C'est un aliment sain, qui se digère facilement ; il est laxatif, pectoral et nourrissant.

Exposé à l'air, le beurre s'altère promptement, en été surtout ; l'on prévient cette décomposition en y ajoutant du sel.

Un litre de bon lait de vache doit donner 30 grammes de beurre.

Lorsque l'on fait cailler le lait à l'aide d'un ferment quelconque, on obtient le *fromage*. Sous l'influence de ce ferment, le lait se divise en trois parties : petit-lait, caillé et crème. En laissant égoutter on enlève le petit-lait et la crème, on pétrit la pâte qui reste, on la sale, on la place dans un moule, et on l'expose à l'air ; après diverses modifications qui appartiennent aux pays, on obtient le fromage sous ses différents aspects.

Il existe une grande quantité de fromages. Ils devront toujours être mangés à l'état frais ; ce n'est jamais sans danger que l'on fait usage de ces fromages avancés, qui sont en fermentation putride, tels que les fromages de Livarot, de Marolles, de Roquefort et le fromage fort de Bourgogne, qui tous exposent à des accidents plus ou moins graves d'empoisonnement.

Céréales. — On désigne sous le nom de céréales un certain nombre de plantes qui appartiennent presque toutes à la famille des graminées et qui comprennent : le froment et ses variétés, le seigle et ses variétés, l'orge, l'avoine, le maïs ou blé de Turquie, le riz, le millet, etc.

D'après les différentes analyses qui en ont été faites, on a constaté que les céréales contiennent toutes les mêmes éléments et qu'elles ne diffèrent entre elles que dans les proportions diverses de ces éléments.

Elles contiennent des substances azotées : gluten, albumine, fibrine, caséine; des substances non azotées : amidon, dextrine, glucose; des matières grasses; des matières minérales : sels de potasse, de soude; sels de magnésie et de phosphore; et enfin un principe prédominant dans les parties corticales, analogue à la diastase, et ayant la propriété de fluidifier en partie l'amidon chauffé en contact avec l'eau, de 75 à 80 degrés. (Michel Lévy.)

Nous avons dit que M. Boussingault y avait rencontré de certaines proportions de fer.

Le froment sert à faire le pain, quand il a été réduit en farine et dépouillé du son. Le son est le péricarpe (enveloppe) du grain, il est sec, coloré, non comestible; le périsperme en est la masse farineuse qui constitue la farine. Pour qu'une farine soit bonne et saine, elle doit être de couleur claire, exempte de débris végétaux ou animaux, douce au toucher, presque sans odeur, et se mêler intimement avec l'eau, sans faire de grumeaux.

Le pain est un bon aliment, tout à la fois réparateur et respirateur; il ne doit pas être mangé trop frais sous peine d'être très-indigeste. La quantité dont on doit faire usage est très-variable; c'est ainsi que les hommes de cabinet en mangent moins que les hommes des champs et que les ouvriers. — La ration des soldats a été fixée à une livre et demie par jour (750 gr.).

On fait avec le seigle un pain plus noir, plus nourrissant et aussi plus indigeste. La distillation du seigle sert aux Anglais pour faire le gin. Le seigle est sujet à une maladie appelée *ergot;* si on mélange le seigle ergoté avec une farine saine, il produit une maladie appelée ergotisme, et caractérisée par la gangrène des jambes, par des accidents cérébraux, etc.

L'orge sert à la fabrication d'un pain grossier qui est très-indigeste. On s'en sert aussi pour la fabrication du *malt* avec lequel on obtient la bière. L'orge perlée est de l'orge décortiquée et arrondie entre des meules; on en fait en Allemagne des potages au bouillon et au lait.

Le riz nous vient de l'Inde et du Piémont; il se consomme de différentes façons : cuit à l'eau, au lait, au bouillon. — Il est d'une digestion facile, très-nutritif, apaise la faim pour longtemps, et augmente, dit-on, la sécrétion du lait.

Le maïs se consomme sous forme de farine délayée dans l'eau ou le lait. On en fait une grande consommation en Lombardie. Le maïs est sujet à une maladie parasitaire connue sous le nom de *verdet*, et qui produit quand il est absorbé une affection assez grave et rebelle : la pellagre.

L'avoine ne sert qu'à l'usage des chevaux, on en fait cependant quelquefois des tisanes diurétiques.

On retire des farines naturelles divers produits dont voici quelques-uns :

L'amidon, que l'on extrait de la farine de blé;

L'arrow-root, qui provient de la racine du maranta indica ;

La fécule de pomme de terre, extraite des tubercules des pommes de terre;

La fécule de manioc ou tapioca ;

Le sagou qui s'extrait de la moelle du *Sagus farinaria*, et le salep, fécule que l'on extrait de plusieurs orchidées de la Perse. (A. Becquerel.)

Pommes de terre. — Cette plante est originaire de l'Amérique ; c'est à Parmentier que nous devons de l'avoir popularisée chez nous. Elle est assurément l'un des aliments les plus précieux qui existent. Les analyses qui en ont été faites donnent pour 100 : eau 74, substances azotées 2, matières grasses 1, fécule 20, cellulose 1, sucre et gomme 1, sels de chaux de potasse, de magnésie 1,56.

Les pommes de terre sont sujettes à une maladie parasitaire qui s'est manifestée pour la première fois en Europe en 1845, et qui leur fait perdre leur propriété nutritive; on reconnaît la maladie à quelques taches brunes visibles à la superficie. Cette maladie ne paraît pas leur communiquer des propriétés nuisibles.

Champignons. — Les champignons sont des plantes cryptogames qui se développent sur les matières organiques en décomposition ou dans la terre. L'analyse a donné : de l'acide fongique, deux matières dont l'une est indéterminée, dont l'autre ressemble à l'osmazôme, du sucre, de l'adipocire, de l'huile, de la bassorine, de la gomme. (A. Becquerel.)

Les espèces de champignons sont innombrables. Les unes sont comestibles, mais forment une nourriture indigeste, en raison de leur huile et de la densité de leurs fibres; les autres, vénéneuses, produisent des accidents très-graves d'empoisonnements qui sont souvent mortels. Des expériences nombreuses paraissent avoir démontré que toutes les espèces sont rendues comestibles par le séjour dans l'eau fortement vinaigrée et souvent renouvelée.

Les truffes sont une espèce de champignon

composé pour 100 : substances azotées 9, cellulose, dextrine et matières aromatiques 17, sels divers 2, eau 72. — La densité de leur tissu les rend très-indigestes, quoi qu'en dise Brillat-Savarin, qui prétend « qu'elles passent comme une lettre à la poste. »

Parmi les herbes potagères on range : l'asperge, le céleri, l'artichaut, le chou, le chou-fleur, la laitue, la carotte, les épinards, etc. La plupart de ces herbes se mangent cuites, ce qui les rend plus digestives en ramollissant leur tissu, et leur développe un goût qu'elles n'auraient pas à l'état de crudité.

Les asperges sont diurétiques, nourrissent peu, mais sont très-digestives.

Le céleri cru est indigeste; le docteur Chomel vantait ses vertus apéritives; cuit il est le plus souvent mélangé au jus de viande et forme un mets appétissant.

Les artichauts se mangent crus ou cuits. Dans le premier cas ils sont indigestes, et dans le second d'une digestion facile et deviennent un bon aliment. La décoction de racines d'artichauts dans le vin blanc passe pour avoir du succès dans les hydropisies et la jaunisse.

Le chou appartient à la famille des crucifères, et, comme toutes les plantes de cette famille, contient dans son tissu une certaine quantité de soufre. — C'est un aliment indigeste.

Dans les pays du nord, il sert à fabriquer la

choucroute, qui n'est autre chose qu'une fermentation des choux avec du sel et des condiments divers, le tout superposé par couches dans des tonneaux.

L'oseille contient une quantité considérable d'acide oxalique et de potasse, ce qui lui donne un goût aigrelé particulier. Aussi les personnes prédisposées aux affections calculeuses des reins, doivent-elles n'en faire usage qu'avec beaucoup de circonspection, dans la crainte de voir survenir la gravelle jaune d'oxalate de potasse.

Les épinards, la chicorée sont de digestion facile, mais peu nourrissants.

Les autres produits herbacés tels que : haricots, fèves, lentilles, petits pois produisent pendant la digestion une quantité de gaz qui les rend fatigants, et dénote leur peu de digestibilité.

Les salades se font avec la laitue, le cresson, la mâche, etc., unis à l'huile et au vinaigre avec une certaine quantité de sel et de poivre. Celles de cresson, de chicorée conviennent aux personnes prédisposées aux affections scorbutiques. Elles sont indigestes pour les estomacs faibles.

Fruits. — On donne le nom de fruits, en botanique, à l'ovaire parvenu à son entier développement, à l'état de maturité complète. On a classé les fruits, en fruits acides, fruits sucrés, fruits farineux, fruits huileux, fruits astringents.

Les fruits farineux sont plus riches en principes nutritifs.

Les cerises sont des fruits acides à noyau central, dont il existe une grande variété. Les cerises prises en bonne quantité sont légèrement laxatives. On fait avec les queues de cerises une tisane diurétique.

Les groseilles contiennent de l'acide pectique et une grande quantité d'acide citrique. Leur abus produit de la diarrhée.

Les oranges ne contiennent guère que de l'eau, de l'acide citrique et du sucre avec un principe aromatique. Elles sont rafraîchissantes et légèrement laxatives ; on leur attribue ainsi qu'aux citrons des propriétés antiscorbutiques.

Les fraises contiennent du mucilage, des acides malique et tartrique, une huile essentielle. Gessner prétend que l'usage prolongé des fraises délivre de la goutte ; macérées dans le vin blanc, elles apportent, au dire de Boerhaave, un grand soulagement aux personnes atteintes de gravelle ; enfin, Hoffmann et Galibert citent des cas de phthisie guéris par l'usage de ce fruit ; il est probable que ces prétendues phthisies n'étaient que des catarrhes bronchiques chroniques.

Les fraises seront recommandées aux personnes bilieuses et sanguines. Les individus lymphatiques en useront avec ménagement. Ecrasées dans l'eau, elles forment une boisson rafraîchissante, utile pendant la chaleur, et dans quelques fièvres inflammatoires.

Les abricots sont froids à l'estomac, ils amènent fréquemment des diarrhées.

Les pêches sont des fruits très-savoureux, très-parfumés, dont l'analyse donne : du sucre, de la gomme, du ligneux, de l'acide malique, et des sels de chaux et de l'eau.

Les pêches sont très-légères, il est peu de fruits dont on puisse manger en aussi grande quantité sans en être incommodé.

On en recommande l'usage aux néphrétiques et aux gens bilieux ou sanguins.

Les poires conviennent à tout le monde, si on en use modérément; la poire aura besoin d'être bien mûre.

Les pommes doivent leur acidité à la grande quantité d'acide malique qu'elles contiennent. Elles sont souvent indigestes. On fait avec la pomme reinette une tisane vantée dans les affections pulmonaires.

Les raisins sont laxatifs quand on en mange une grande quantité. Dans tous les pays de vignobles, on attribue aux différentes parties des raisins et même de la vigne des propriétés médicatrices bien exagérées, c'est ainsi que l'on conseille la cendre de vigne comme diurétique; la séve qui coule des branches, après la taille, s'emploie contre les maux d'yeux à cause de l'acétate de chaux qu'elle contient; les pepins de raisins ont été vantés contre les crachements de sang, etc.

On fait dans certaines localités de la Suisse, à Montreux et à Vevey, la *cure de raisins,* on la dirige contre les affections des poumons et des reins ; il faut en manger de 4 à 5 livres par jour environ.

Le melon est un aliment indigeste en raison du mucilage qu'il contient en quantité.

Bien qu'Horace ait fait l'éloge des mûres dans ces vers :

> .....Ille salubres
> Æstates peraget qui nigris prandia moris
> Finiet.....

Elles sont restées un fruit de second ordre, elles sont légèrement astringentes par le tannin qu'elles contiennent : on en fait surtout un sirop considéré comme rafraîchissant.

Les châtaignes contiennent une grande quantité de fécule, elles sont très-nourrissantes.

Les ananas, les goyaves, les bananes, les dattes sont des fruits qui se récoltent dans les pays chauds, et que les moyens de transport ont rendus presque communs parmi nous, mais ils ne sont plus dans leur état parfait de fraîcheur, et ont perdu une partie de leur saveur.

Les noix fraîches peuvent être mangées soit à l'état de cerneaux, soit au naturel.

Les noix sèches sont indigestes en raison de

l'huile rance qu'elles contiennent. Les feuilles du noyer s'emploient dans les maladies scrofuleuses. On fait avec le brou de la noix une liqueur stomachique.

Les amandes fraîches sont un dessert agréable, mais de digestion difficile. On fait une huile d'amandes douces employée en médecine, etc.

Les coings sont des fruits astringents qui répandent une odeur très-forte et agréable. Le mucilage de pepins de coings s'emploie dans la médecine populaire contre les ophthalmies aiguës, les brûlures et les diarrhées.

Condiments. — On donne le nom de condiments à des substances aromatiques, qui servent à assaisonner et à aromatiser les différents aliments.

On les divise en condiments gras : huiles, beurre, etc.; condiments salins : sel ; condiments acides : vinaigre, cornichons, câpres, etc.; condiments sucrés : sucre, miel ; et condiments aromatiques : moutarde, ail, cerfeuil, estragon, poivre, vanille, etc., etc.

Les différentes *huiles* comestibles sont : l'huile d'olives, l'huile d'œillette, l'huile de noix ; la meilleure est assurément l'huile d'olives.

Les huiles servent à l'assaisonnement de différents mets crus ou cuits. Il ne faut pas les prendre en trop grande quantité, car elles seraient indigestes.

Le sel est du chlorure de sodium extrait de la

mer ou des mines de sel gemme. C'est le premier de tous les condiments, car on ne peut le supprimer qu'en apportant un grave préjudice à la santé, parce qu'il est un des principes constituants de notre économie; le sang en contient 5 pour 1,000, et on le retrouve dans nos tissus et dans toutes nos sécrétions.

Quel est le rôle du sel dans notre organisme?

Jusqu'à ce jour rien de bien positif ne peut être affirmé. Quelques physiologistes pensent qu'il fournit l'acide chlorhydrique au suc gastrique et la soude à la bile.

Le sel aide puissamment à l'assimilation des aliments; aussi l'homme doit-il en faire usage d'une certaine quantité qui varie de 10 à 30 grammes dans les vingt-quatre heures.

Parmi les condiments acides, le plus employé est assurément *le vinaigre.*

Le vinaigre, comme son nom l'indique, est du vin aigre. On le prépare en grand en faisant passer le vin sur des copeaux de hêtre, dans des tonneaux disposés à cet effet; on fait aussi des vinaigres avec la bière non houblonnée. ou avec le cidre, mais tous ces vinaigres sont loin de valoir le vinaigre de vin. Il ne faut pas abuser des condiments acides : ce sont des irritants de la muqueuse de l'estomac, qui peuvent déterminer des accidents de gastralgie et des dyspepsies opiniâtres.

Les cornichons appartiennent à la famille des

curcubitacées ; on les mange confits dans du vinaigre ; ils relèvent le goût des aliments. Quelques fabricants accentuent la couleur verte des cornichons avec du vert-de-gris, ce qui est une raison pour les rendre malsains.

Le miel est un produit déposé par les abeilles soit dans le creux des arbres, soit dans des ruches ; il y en a de plusieurs espèces : le miel brun, le miel du mont Joly, etc., ce dernier est blanc; il est le plus recherché. Le miel est un mélange de sucres de canne et de raisin, de cire, de mucilage et d'huile aromatique.

Le sucre se retire de la canne à sucre et de la betterave. C'est un condiment sain, quand on en use avec modération, parce qu'il exerce un certain degré de stimulation dans l'estomac, mais son excès détermine des gastralgies, des dyspepsies souvent assez rebelles.

De plus, des expériences récentes ont démontré que le sucre s'éliminait par les poumons, et qu'il devenait nuisible dans les catarrhes, les bronchites, en activant la circulation de l'organe pulmonaire, que l'on devrait au contraire chercher à laisser dans le plus grand repos; c'est pour cette raison que l'on voit durer si longtemps certains rhumes, certaines bronchites soignés par les sirops.

Parmi les condiments aromatiques, on cite : *la moutarde*, qui est un puissant stimulant pour les estomacs paresseux, et qui aide à la digestion des substances grasses; *le cerfeuil,* que l'on recommande dans la médecine populaire comme diurétique, stimulant et résolutif; *le persil,* dont les effets sont plus énergiques que ceux du cerfeuil, et qui a été vanté contre l'hydropisie, l'ictère, les engorgements du foie; *le poivre* est le fruit d'un joli arbre vert, de la famille des piperinées; il contient : la piperine, une huile verte, huile balsamique, de la bassorine, des acides malique et tartrique, des sels terreux, une substance gommeuse, etc.; c'est un puissant stimulant des forces digestives; il facilite l'assimilation des substances telles que les choux, les navets, etc.; c'est à l'abus que l'on en fait dans les pays chauds que sont dues les innombrables maladies du tube digestif; *la vanille* est le fruit d'une plante de la famille des orchidées; on s'en sert pour parfumer le sucre et divers mets; elle est stimulante de l'estomac.

Appropriation des aliments aux âges, aux tempéraments, aux professions, aux climats. — La vie de l'homme a été divisée en plusieurs périodes dont Daubenton a donné le tableau suivant :

1° Enfance, de la naissance à la puberté;
2° Adolescence, jusqu'à 20 ou 25 ans;
3° Jeunesse, de 25 à 35;
4° Age viril, de 35 à 45;
5° Age de retour, de 45 à 65;
6° Vieillesse, 65 jusqu'à la mort.

On comprendra facilement que l'alimentation

doive varier suivant que l'homme est dans l'une ou l'autre de ces périodes ; un jeune homme ne se nourrira pas comme un vieillard.

L'allaitement sera le premier moyen de nourriture de l'enfant, et ce sera l'allaitement naturel, c'est-à-dire le lait pris au sein d'une femme, qui devra être considéré comme le meilleur ; il devra durer environ douze à quinze mois, mais il dépendra des circonstances de le prolonger ou de le retarder.

L'allaitement artificiel consiste à nourrir les enfants avec du lait de vache ou de chèvre coupé avec de l'eau d'orge ou de gruau, au moyen d'un verre ou d'un biberon.

En général on devra proscrire ce mode d'alimentation; il faudra des circonstances sérieuses pour être autorisé à l'employer. On commencera à faire manger des potages au moment de la dentition, entre six et sept mois. L'apparition des dents est une indication de donner à l'enfant une nourriture plus substantielle.

A mesure que l'enfant grandira, on variera son alimentation de façon à lui donner des aliments qui puissent réparer ses forces, et l'aider à l'organisation complète de ses différents organes; la nourriture sera d'une digestion facile, prise à des heures régulières et en quantité convenable; en parlant du régime, nous indiquerons la quantité de matériaux nécessaires à l'entretien de la vie.

Les vieillards seront sobres d'aliments, pour

éviter des indigestions qui leur sont si souvent funestes.

Selon la prédominance de tel ou tel élément, on a divisé les tempéraments en : sanguin, nerveux, lymphatique et bilieux.

Chacun de ces tempéraments aura une alimentation spéciale.

Les individus sanguins feront usage d'une nourriture peu abondante, nourrissante, sous un petit volume ; ils préféreront les viandes rôties, les herbages, les fruits ; ils laisseront de côté les épices, les condiments trop excitants, le vin pur, le café, etc.

Les individus nerveux, qui plus que tous les autres sont impressionnables, choisiront un régime varié, nourrissant, mais en ayant soin d'en éliminer tous les aliments ou condiments qui pourraient augmenter la susceptibilité nerveuse.

Les individus lymphatiques, qui ont une tendance à l'atonie des organes, une disposition à la langueur, à la paresse, choisiront un régime tonique, stimulant, composé de substances azotées, de végétaux frais, de vin généreux, tonique, de café ; ils éviteront la bière, etc.

Les individus bilieux se mettront en garde contre tous les excès de table ; ils éviteront les graisses et la nourriture trop substantielle.

Selon la profession qu'il exerce, l'homme doit varier son alimentation. C'est ainsi que l'homme de cabinet, condamné à une vie sédentaire et tout intellectuelle, doit avoir une nourriture légère quoique suffisamment réparatrice; aussi, pour arriver à ce but, doit-il faire usage d'aliments nourrissants sous un petit volume, pour ne pas fatiguer son estomac par une digestion trop laborieuse.

L'homme des champs qui vit au grand air, dont le labeur est pénible, aurait besoin d'une nourriture plus substantielle, plus azotée que celle dont il fait usage, et qu'un désir d'économie lui empêche trop souvent de se donner.

Les marins ont, à bord, une nourriture composée en grande partie de biscuits de mer trempés dans l'eau pour les ramollir, de salaisons, de légumes secs; ces aliments, qui sur terre se digéreraient difficilement, sont bien supportés sur mer, où l'air chargé de principes salins rend leur digestion plus facile.

Dans la profession militaire, l'alimentation a été réglée à raison de 750 grammes de pain par jour et 300 grammes de matières azotées représentées par la viande, les légumes, etc., etc.

Nous avons parlé plus haut de la nourriture appropriée à chaque climat, nous n'y reviendrons pas ici.

II. — Conserves alimentaires. Altération et falsification des aliments.

« Le problème à résoudre pour les conserves alimentaires est celui de conserver les substances avec le moins d'altération possible, sous le double rapport de leur digestibilité et de leur puissance nutritive. » (Cas. Broussais, Thèse de concours 1838.)

Un grand nombre de procédés ont été employés pour conserver les substances organiques.

Ils sont de deux ordres : les premiers empêchent le développement des germes produits par la fermentation, les seconds ont pour but de les détruire.

Pour arrêter le développement des germes, on emploie la *dessiccation*.

Par ce procédé on peut conserver indéfiniment les viandes et les légumes sans altérations, mais on leur enlève une partie de leurs sucs, de leur saveur, ce qui les rend durs et difficiles à digérer.

On détruit les germes à l'aide de la cuisson et de la privation d'air.

Ce procédé trouvé par M. Appert consiste à introduire les matières à conserver dans des vases en fer-blanc, à les faire bouillir en les plongeant dans l'eau, à les fermer hermétiquement et à les chauffer de nouveau : la première cuisson détruit tous les germes existants, et la seconde détruit ceux qui auraient pu s'y introduire au moment de la fermeture.

En Hollande, en Bretagne, on prépare certaines portions de viande en les fumant; ce qui se fait en les plaçant sur un feu de genièvre pendant un temps assez long; on obtient ainsi une viande très-haute en goût, mais dure et difficile à digérer.

Enfin, on conserve encore les aliments à l'aide d'agents dits antiseptiques, tels que la créosote, l'alcool et le charbon, mais ces divers moyens sont loin d'avoir la valeur du procédé Appert.

Falsifications. — La cupidité a fait falsifier la plus grande partie de nos aliments.

Le pain, le premier de tous nos aliments, a été falsifié par la fécule de pomme de terre, par le carbonate d'ammoniaque, le carbonate de potasse, le carbonate de magnésie, par l'alun, et les sulfates de cuivre et de zinc.

Toutes ces falsifications ont pour but de faire conserver à la pâte une plus grande quantité d'eau, de la rendre plus lourde, et d'en obtenir ainsi un rendement plus considérable. On reconnaît le pain altéré par le seigle ergoté à des taches violettes qu'il présente.

Les falsifications les plus communes du lait consistent à l'écrémer, c'est-à-dire à enlever la crème qui surnage quand il a été au repos pendant quelque temps; à l'étendre avec de l'eau, ce qui se reconnaît avec le lactomètre ou pèse-lait ; s'il y a de la farine, on en décèle la présence par quelques gouttes de teinture d'iode, le lait devient bleu gris; pendant l'été on ajoute au lait du carbonate de potasse ou de soude pour l'empêcher de s'aigrir, la proportion est de un quart pour cent, c'est un mélange sans influence pour la santé.

On falsifie le beurre avec de la fécule de pommes de terre, ce qui se reconnaît facilement en triturant le beurre dans un mortier avec de la teinture d'iode; s'il y a de la fécule, le mélange devient bleu; s'il contient de la craie ou bicarbonate de chaux, il craque sous les dents.

Le sucre et le chocolat se falsifient avec le sucre de fécule ou glucose, ce qui n'est nullement nuisible à la santé.

L'huile d'olive se falsifie avec l'huile d'œillette qui est d'un prix moins élevé.

On reconnaît le mélange en ce que si l'on agite un tube où l'on a mis l'huile, celle qui est pure reste lisse à la surface, celle mélangée se couvre de bulles d'air, etc.

III. — Régime alimentaire.

Par le fait seul du jeu de ses organes, l'homme perd chaque jour une certaine quantité de matériaux qu'il doit remplacer en même quantité sous peine d'amaigrissement, d'épuisement, etc.

Dans la respiration l'homme dépense du carbone, et dans la nutrition de l'azote; en vingt-quatre heures la perte de carbone est de 310 gr. environ, et celle de l'azote de 20 grammes. Pour entretenir la vie et les forces, il faut que les aliments absorbés dans les vingt-quatre heures contiennent ces différents principes, il faudra donc combiner la quantité et la nature des aliments de façon à arriver à ce résultat.

La nourriture de l'homme par jour sera en moyenne de :

Pain............	500 à 700 grammes.
Viande..........	200 à 300 —
Légumes.........	150 à 200 —
Liquide.........	1000 environ, dont
Vin.............	150 à 200 grammes.

C'est dans ces quantités d'aliments que l'homme trouvera les 20 grammes d'azote et les 310 grammes de carbone nécessaires à la réparation de ses tissus.

L'homme perd en moyenne 2,800 grammes de son poids par jour, il produit en vingt-quatre heures 44,300 centigrammes cubes d'acide carbonique.

Il faut que les aliments soient pris sous un volume déterminé, suffisamment restreint, sans cela le volume de la substance ingérée accablerait de sa masse les organes digestifs et nous rendrait lourds, nonchalants et paresseux pendant leur digestion.

Il se passe des exemples frappants de ce fait en Angleterre et en Irlande.

Les ouvriers anglais qui ont une alimentation composée de gras et de maigre où ils puisent leurs 20 grammes d'azote et leurs 310 grammes de carbone, produisent une somme de travail beaucoup plus considérable que les Irlandais qui ne vivent que de pommes de terre, et qui sont contraints d'en consommer 6 à 7 kilos pour pouvoir subvenir à leur alimentation : aussi ne peuvent-ils que digérer.

Nous avons déjà dit que le régime devait varier suivant les âges, les climats, les professions, il ne sera pas le même aussi chez l'homme malade que chez celui qui sera bien portant.

Dans les maladies aiguës, surtout celles avec fièvre, la diète est de rigueur; dans les maladies chroniques, l'alimentation sera sévère et appropriée au degré et au genre de la maladie.

Un régime insuffisant prédispose à l'amaigrissement, à l'anémie; un régime surabondant provoque la pléthore, la gravelle, la goutte, etc.

Un bon régime doit être constitué par des substances grasses et des substances végétales, des fruits, etc.

Les repas doivent être pris à heure fixe : en général le matin, entre sept et huit heures, une tasse de lait, de chocolat, un potage; ce premier petit repas répare les pertes faites pendant le sommeil; le déjeuner aura lieu à onze heures du matin, le dîner à six heures du soir. Après chaque repas, faites un léger exercice, marchez au grand air.

Le régime maigre est adopté pendant le carême, et il ne se compose que de végétaux, avec le laitage, le beurre, etc. Beaucoup de personnes ne peuvent le supporter; dès que l'on sentira quelques malaises, il faudra le supprimer.

On devra se souvenir qu'il « faut manger pour vivre et non vivre pour manger, » car, comme l'a dit avec raison J.-J. Rousseau : « La gourmandise est le vice des cœurs qui n'ont pas d'étoffe; l'âme d'un gourmand est tout entière dans son palais; il n'est fait que pour manger; dans sa stupide incapacité il n'est à sa place qu'à table, il ne sait juger que les plats. »

Régime végétal. — C'est le régime le plus en usage dans les pays chauds, et bien que l'homme soit omnivore, c'est-à-dire que son système dentaire lui permette de faire usage des aliments fournis par les règnes végétal et animal, il peut vivre exclusivement de végétaux qui contiennent, comme nous l'avons déjà dit, des matières albuminoïdes.

Quelques castes de l'Inde ne se nourrissent que de fruits; chez nous les trappistes ne vivent que de végétaux, les Samoïèdes et quelques peuples du Nord ne vivent que de poissons.

Hufeland prétendait que « les personnes qui

ont poussé le plus loin leur carrière vivaient presque exclusivement de végétaux[1]. »

Sénèque ne vivait que de légumes et de fruits.

Le peuple de Londres, dit Montesquieu, « mange beaucoup de viande, cela le rend très-robuste, mais à l'âge de quarante ou cinquante ans, il crève. »

Ces hommes illustres n'étaient pas médecins, et traitaient l'hygiène un peu trop en philosophes.

Le régime végétal rend languissantes les fonctions digestives, provoque des diarrhées, affaiblit la constitution, rend les forces moins énergiques, et produit un relâchement dans les tissus.

Il est une cause de l'appauvrissement du sang, prédispose aux dyspepsies, aux diarrhées, à l'anémie, et d'après M. Bouchardat, au diabète, surtout chez ceux qui font un usage immodéré des féculents.

Il convient aux personnes pléthoriques, irritables, et à celles qui ont un tempérament nerveux et bilieux.

Les personnes à poitrine délicate se trouveront bien du tapioca ou du sagou ; celles, au contraire, épuisées, affaiblies, useront de préférence du salep ou de l'arrow-root.

Régime animal. — Pas plus que le précédent, il ne devra être employé exclusivement.

1. Hufeland, *l'Art de prolonger la vie* ou *Macrobiotique*, nouvelle édition française, Paris 1871, chap. VI.

Seul, il est trop échauffant, il augmente la soif, la constipation et prédispose à la maigreur ; il fait en effet la base du système d'*entraînement* dont nous parlerons plus loin.

Il augmente la proportion de la fibrine et des globules sanguins.

Il convient aux habitants du nord, parce qu'il produit plus de calorique, et permet de mieux résister aux températures glaciales, à tous ceux qui sont jeunes, forts, robustes, qui ont un labeur pénible exigeant une grande déperdition de forces, et qui ont besoin d'abondants matériaux de réparation.

Ce sera encore le régime des constitutions lymphatiques et des convalescents, dans une certaine mesure.

Il prédispose aux inflammations, aux phlegmasies de toute sorte.

Le régime mixte, celui dont on devra faire usage, sera composé d'une quantité déterminée de matières végétales et animales, qui varieront en plus ou en moins, suivant les circonstances.

Régime suivant les saisons. — *En été*, on portera des vêtements de lin, de coton, amples, de façon à rendre libres tous les mouvements et à permettre la circulation de l'air.

On prendra des bains de rivière, après lesquels on fera une marche forcée qui favorisera la réaction cutanée.

Le régime sera tout à la fois tonique et léger ;

tonique afin de réparer les pertes de l'économie par les sueurs, les sécrétions diverses, et léger pour ne pas surcharger l'estomac, que les chaleurs ont toujours une tendance à rendre plus paresseux.

Puisque la nature, en mère sage et prévoyante, a mis à notre disposition des fruits et des légumes à cette période de l'année, c'est que leur usage est d'une efficacité incontestable. On fera donc usage de légumes frais, de fruits bien mûrs, sans abus, de viandes légères. Les boissons consisteront en eau rougie, rafraîchie et non *glacée.*

L'eau sucrée mélangée d'un peu de café ou de rhum sera la boisson permise pour étancher la soif. Mais on évitera de boire avec excès, et surtout entre les repas.

En hiver, les vêtements seront plus chauds, en laine de préférence. — L'alimentation sera plus substantielle et consistera en viandes noires, en légumes de la saison, en poissons.

Les bains, de propreté seulement, seront pris avec précaution pour éviter les refroidissements. On évitera les veilles trop prolongées, etc.

QUATRIÈME LEÇON.

I. Boissons : Eaux potables et leurs caractères. Leurs altérations. — Moyens de les prévenir et de les corriger. — Caractères et conservation des eaux potables. — II. Boissons fermentées : Vin, cidre, bière. — III. Spiritueux : Liqueurs, café, thé.

I. — Boissons : Eaux potables et leurs caractères. Leurs altérations. Moyens de les prévenir et de les corriger. Caractères et conservation des eaux potables.

De toutes les boissons, l'eau est assurément celle dont il est fait la plus grande consommation. Elle est aussi la plus importante, parce qu'elle est la seule boisson qui soit *indispensable* à l'entretien de la vie.

L'eau est un mélange d'oxygène et d'hydrogène. C'est à Lavoisier et à Laplace que revient l'honneur d'avoir donné pour la première fois une idée lucide de sa composition.

L'eau a la propriété de se présenter à nous sous les trois aspects où sont rencontrés tous les corps, c'est-à-dire à l'état liquide, à l'état solide et à l'état gazeux.

L'eau pure à l'état liquide se présente à nous sous un aspect verdâtre, elle est d'un goût fade, et a la propriété de dissoudre la plupart des gaz connus.

A l'état solide, l'eau se présente sous forme de neige, de glace, de grêle ; dans cet état, elle est plus légère que l'eau liquide, et surnage à sa surface.

A l'état de vapeur, l'eau se présente sous forme de nuages blanchâtres ; on l'obtient en faisant bouillir l'eau, elle sert en cet état à l'industrie comme puissance locomotrice.

On donne le nom d'eau distillée à une eau parfaitement pure et dépouillée des différents principes qu'elle peut tenir en dissolution.

Les eaux potables sont celles qui peuvent servir à l'assimilation et être prises sans inconvénients.

On les divise en : *eaux légères*, ce sont celles qui sont bien aérées, et en *eaux lourdes* qui contiennent moins d'air et d'oxygène, et plus d'acide carbonique.

On nomme *séléniteuse* une eau qui est riche en sulfate de chaux ; c'est une eau malsaine qui a la propriété de mal cuire les légumes, parce qu'elle produit avec la matière azotée des végétaux un corps dur qui nuit à leur goût et à leur cuisson ; elle ne dissout pas le savon.

Les eaux ne sont jamais exactement pures,

pas même les eaux pluviales, puisqu'elles contiennent en dissolution les gaz de l'atmosphère, et quelquefois, pendant l'orage, de l'azotate d'ammoniaque.

De plus, les eaux de *fleuves*, de *rivières*, de *sources* contiennent des sels qui sont en rapport avec la nature des terrains qu'elles parcourent.

L'eau qui provient de la *fonte des neiges* a le défaut de ne pas être aérée, et par conséquent d'être lourde, indigeste; elle est de plus chargée de muriate de chaux et d'acide nitreux.

Les eaux de puits contiennent presque toutes des *sulfates* et des *phosphates calcaires*, ce qui est une raison suffisante pour les faire rejeter. Elles sont souvent altérées par le voisinage des cimetières à la suite d'infiltrations. La fièvre typhoïde, le choléra et d'autres épidémies peuvent en résulter.

Les eaux de citernes sont bonnes pourvu qu'elles ne subissent pas d'altération, ce qui a souvent lieu, soit par le fait seul des parois qui y laissent déposer des sels calcaires, soit par la présence de végétations parasitaires, soit par le voisinage des cimetières. On y obvie, dans les deux premiers cas, en les purifiant avec du charbon animal; il en faut environ quatre kilogrammes par hectolitre.

Les eaux de puits et de citernes peuvent encore être altérées par des infiltrations provenant du voisinage des fumiers, des cloaques, des latrines.

Il existe un moyen simple de constater ces infiltrations. C'est de verser un peu de sel soluble de lithium dans ces cloaques, et peu de temps après, si l'eau a absorbé la moindre partie du liquide filtré à travers les terres, l'examen au spectroscope décèlera la plus petite trace du lithium.

Les eaux de sources sont en général très-bonnes en raison de leur pureté; elles réunissent toutes les qualités désirables quand elles roulent sur un sol rocailleux, ou sur un lit de sable ; cependant il est bon de les filtrer avant de s'en servir, pour les débarrasser des substances étrangères qu'elles contiennent, et qu'elles absorbent dans leur parcours.

Les eaux de rivières sont plus âcres et contiennent plus de matières organiques, et moins de sels, leur composition est très-variable. Elles sont souvent rendues malsaines par suite des eaux altérées et des produits qui y sont déversés, tels que les produits des buanderies, des corroieries, des teintureries, des égouts, etc., etc.

Les eaux des étangs procurent souvent des fièvres intermittentes, en raison des matières organiques qu'elles contiennent, elles se rapprochent des marais.

Une eau potable offre les caractères suivants ; ce sont les conclusions énoncées par le Dr Guérard, dans sa thèse inaugurale :

1° Les eaux, dont il convient de faire choix pour une distribution dans une ville, sont celles qui jouissent d'une grande limpidité et d'une température à peu près constante pendant les différentes saisons, qui n'ont aucune odeur, ne sont ni fades, ni douceâtres, ni piquantes, ni salées au goût.

2° Ces eaux doivent contenir en dissolution de l'air, du bicarbonate de chaux, des chlorures, bromures, iodures alcalins, de la magnésie, de l'alumine, de la silice et de l'oxyde de fer, mais la proportion de matières fixes ne doit jamais dépasser un demi-millième.

3° A défaut d'eaux constituées comme nous venons de le dire, on accordera la préférence à celles qui s'éloigneront le moins du type proposé.

4° La présence de sels calcaires solubles, autres que le bicarbonate, et de matières organiques en proportion un peu notable, doit être considérée comme un motif suffisant pour faire rejeter, à moins d'une nécessité absolue, toute espèce d'eau qui s'en trouverait souillée.

On a vu que les eaux étaient rendues impropres aux usages domestiques par les matières étrangères qu'elles contiennent, soit comme sels calcaires nuisibles, soit comme matières organiques. Du reste, la constitution géologique d'une contrée a une grande influence sur la composition des eaux.

Les eaux sont souvent altérées par les conduits et les tuyaux qui sont chargés de les transporter d'un lieu dans un autre ; aussi ne se servira-t-on jamais de tuyaux en plomb, qui peuvent amener la formation du carbonate de plomb ou céruse, qui est un sel très-dangereux. On préférera les tuyaux en fonte qui sont d'un prix peu élevé et sans inconvénients.

On purifie les eaux à l'aide de moyens chimiques et de moyens mécaniques.

Les eaux séléniteuses ou chargées de sulfate de chaux sont purifiées par l'addition de bicarbonate de soude, qui donne du carbonate de chaux insoluble et du sulfate de soude ; de cette manière, elles pourront être employées sans danger.

Si les eaux sont trop chargées de bicarbonate de chaux, elles se troubleront quand elles seront en ébullition, et fourniront des dépôts calcaires ; il suffira d'ajouter un peu de chaux avant leur cuisson pour leur faire déposer le carbonate de chaux en excès; on les filtrera et elles pourront être employées avec succès.

On épurera les eaux chargées de matières organiques avec le fer.

Les moyens mécaniques employés pour la purification des eaux sont : le filtrage et le charbon.

Les filtres sont des fontaines particulières dans l'intérieur desquelles on a placé soit du gravier, soit des pierres de grès très-poreuses qui, laissant passer l'eau, la débarrassent de ses principes malfaisants. On a inventé un grand nombre de filtres, qu'il serait trop long de décrire ici ; citons entre autres : le filtre de Fonvielles, celui de Souchon, celui à charbon, etc.

Le charbon sert surtout à enlever à l'eau les matières organiques qu'elle peut contenir, et par conséquent l'odeur nauséabonde qu'elle répand.

L'eau de mer se distingue des eaux douces en ce qu'elle est chargée de sels et de principes divers en grande quantité. on y rencontre en effet: du chlorure de sodiun en quantité, du chlorure de calcium, de magnésium, du sulfate de soude, de l'iode, du brome, des sels de fer, de potasse, de soude, etc.

Ainsi constituée, l'eau de mer n'est pas potable, aussi a-t-on dû recourir à un grand nombre de moyens pour pouvoir l'approprier aux divers usages de la vie, et surtout pour la rendre potable; c'était là un point excessivement important pour la marine, car l'on pouvait alors entreprendre des voyages au long cours de longue durée, sans être obligé d'embarquer de grandes provisions d'eau douce, et en tout cas c'était une ressource si l'eau venait à manquer.

Le procédé le plus généralement employé est la distillation, et bien qu'il exige une très-grande quantité de combustible, qui rende son emploi difficile, surtout sur les bâtiments à voiles, il est le plus souvent employé. Tous les navires sont astreints à posséder les appareils spéciaux pour cette opération.

Un autre moyen est la congélation spontanée; l'eau qui est congelée perd son sel; c'est surtout une ressource pour les navigateurs des mers polaires.

On place les morceaux de glace dans des chaudières où l'on verse de l'eau chaude, en ayant soin de la battre pendant longtemps avant de la boire, afin de l'aérer convenablement.

Dans les lieux où il n'y a pas d'eau, on est obligé d'en conserver, pour les besoins des habitants, dans des citernes. Celles-ci devront être tenues dans un grand état de propreté; il sera même utile d'en garnir le fond avec de la poussière de charbon.

Les marins conservent leur eau dans des tonneaux fortement charbonnés à l'intérieur, et dans lesquels on a préalablement introduit une très-petite proportion de peroxyde de manganèse, environ un 200e du poids de l'eau, ce qui la rend inaltérable.

La quantité d'eau ingérée dans les vingt-quatre heures doit être de un litre environ à une température de 10 à 15 degrés.

Lorsque l'on fera usage de boissons, on devra suivre les préceptes hygiéniques suivants :

1° Ne pas boire l'eau pure, y ajouter soit du sucre, soit un peu de vin ;

2° Ne pas vider son verre d'un seul trait, de

façon à ne pas distendre l'estomac d'un seul coup, mais boire à petites gorgées ;

3° Ne jamais boire quand on est en sueur ; attendre que les premiers effets de la chaleur soient passés, et prendre de préférence aux boissons froides des boissons légèrement stimulantes : thé, punch léger, etc.

II. — Boissons fermentées : Vin, cidre, bière.

On donne le nom de boissons fermentées à des liquides qui proviennent de la réaction du sucre, de l'eau et du ferment, et qui ont la propriété d'enivrer en raison de l'alcool qu'elles contiennent.

Prises en excès, les boissons fermentées produisent une certaine surexcitation cérébrale, et amènent le tremblement des membres, des affections graves du foie, de l'estomac, des congestions cérébrales, etc.

Il faudra donc en faire un usage modéré, sans jamais oublier que si elles sont bienfaisantes prises dans certaines conditions et modérément, elles sont nuisibles prises en excès.

Le vin est le produit de la fermentation du jus de raisin ; il est composé d'alcool, d'eau, de gomme, de sucre, d'acides acétique, tartrique, de sels de potasse, de chaux, de tannin, de chlorure de sodium, de matières colorantes rouge et bleue, d'éther œnanthique qui donne au vin son bouquet, et de mucilage.

Les différentes espèces de vin, et elles sont en grand nombre, doivent leurs propriétés, leurs qualités spéciales aux différences de proportion de ces substances.

Il existe des vins rouges et des vins blancs, des vins spiritueux, des vins sucrés et des vins mousseux.

Les vins rouges se préparent avec les raisins noirs qu'on laisse fermenter dans une grande cuve, et que l'on met ensuite sous le pressoir.

Les vins blancs se font avec les raisins blancs, ou avec le moût des raisins noirs dont on a isolé la pellicule pendant l'opération du cuvage.

Les vins spiritueux sont ceux qui sont très-chargés en alcool.

Les vins sucrés sont ceux dont tout le sucre n'a pas été converti en alcool.

Les vins mousseux sont ceux qui sont mis en bouteilles avant la fin de la fermentation; l'acide carbonique continue à se dégager et se dissout dans le vin.

Caractères des vins. — *Les vins de Bourgogne* sont plus riches en alcool et en tartrates acides que les vins de Bordeaux; ils ont moins de tannin; leur bouquet est plus développé. Ce sont des vins toniques, plus excitants que ceux de Bordeaux.

Les vins de Bordeaux sont plus légers, plus

chargés en tannin et conviennent mieux aux estomacs délicats.

Les vins du Rhin contiennent peu d'alcool, mais plus d'acides. Ils ne sont pas supportés par les estomacs qui redoutent les principes acides.

Les vins du Midi sont riches en tartrate de potasse ; ils ont peu de goût, sont très-foncés en couleur, et sont légèrement laxatifs.

Voici, dans leur ordre de richesse en alcool, les principaux vins :

Vin de Marsala, 24 pour 100 ; de Madère, 20 : de Porto, 20 ; de Malaga, 17 ; de Chypre, 15 ; de Grave, 12 ; de Frontignan, 12 ; de Champagne, 12 ; Hermitage et Côte-Rôtie, 11 ; de Mâcon, 11 ; de Volnay, 11 ; de Bordeaux, 10 ; de Château-Laffite, 8 ; de Chablis, 7.

On a cherché à falsifier les vins de toutes les manières. M. Alph. Chevallier a donné une classification de ces mélanges que nous lui empruntons :

« *Vins astringents.* — Les vins trop astringents doivent être collés plusieurs fois avec de la gélatine.

« *Vins trop colorés.* — L'excès de couleur s'enlève par le collage.

« *Vins peu colorés.* — On les coupe avec des vins plus colorés, et, en particulier, avec des vins faits avec du raisin teinturé.

« *Vins troubles.* — C'est ce qui arrive quand une nouvelle fermentation s'empare du vin. On y remédie par le soufrage, qui arrête la fermentation, et par le collage, qui précipite les matières troubles.

« *Vins brandés.* — Les vins soufrés contiennent quelquefois aussi un sulfure de carbone gazeux, qui donne au vin une odeur désagréable. Bischoff, qui l'a étudié, prétend faire disparaître cette odeur en ajoutant au bondon un tube de $0^m,14$ à $0^m,16$, que l'on remplit de vin. D'après lui, ce procédé chasse le principe gazeux.

« *Acidité des vins.* — Elle est due aux excès d'acide acétique. Berzelius conseille d'y insuffler de l'air avec un soufflet ; les bulles d'air qui le traversent enlèvent l'acide acétique, qui est volatil. On emploie avec plus de certitude le tartrate neutre de potasse, qui forme un tartrate et un acétate de potasse, tous deux cristallisables. On emploie quelquefois le carbonate de chaux, mais le dépôt abondant qui en résulte gâte le liquide.

« *Graisse des vins.* — Cette altération arrive aux vins qui, manquant de tannin, comme les vins blancs, deviennent souvent filants et visqueux. Elle est due, d'après M. François, à une matière azotée : la gliadine ; on y remédie en ajoutant 15 grammes de tannin pour 259 litres de vin.

« *Goût de fût.* — Il est la conséquence des moisissures développées dans les parois des tonneaux. On le fait disparaître en mettant le vin dans des fûts neufs, ou bien en l'agitant avec de l'huile d'olive qui surnage ensuite. Il faut un kilogramme d'huile par pièce de vin.

« *Amertume.* — On l'observe sur les vins trop vieux, et on la fait disparaître en les mélangeant avec des vins plus jeunes.

« *Vins tournés ou piqués.* — On appelle ainsi les vins dans lesquels il s'est développé des champignons blanchâtres qui y nagent. On s'oppose à leur formation en maintenant les vins dans des caves fraîches, en les arrosant avec de l'eau froide, ou encore en y ajoutant quelques morceaux de glace.

« *Vins bleus.* — Ils sont la conséquence d'un commencement de fermentation putride, due à ce que le bitartrate de potasse y est changé en carbonate, qui altère la couleur du vin. On le corrige en y ajoutant de l'acide tartrique.

« *Pousse des vins.* — On appelle ainsi une fermentation tumultueuse, qui est quelquefois telle qu'elle fait éclater les tonneaux. Pour s'y opposer, il faut soutirer le vin dans des tonneaux préalablement soufrés, et y ajouter de l'eau-de-vie.

« *Inertie des vins.* — On appelle ainsi ce qui arrive lorsque les vins destinés à devenir mousseux ne fermentent pas : il faut, dans ce cas, élever la température des lieux où s'opère la fermentation.

« *Altération des vins en voyage.* — C'est ce qui arrive surtout aux vins légers. On la corrige, ou on la prévient en ajoutant un peu d'eau-de-vie.

« *Altération provenant des bouchons.* — On la constate quand les bouchons se moisissent. On ne peut s'y opposer qu'en goudronnant les bouchons, ou en les entourant d'une capsule de plomb ou d'étain.

« *Altération des bois employés à la confection des tonneaux.* — L'ordre que l'on doit adopter dans le choix de ces bois est le suivant : essence de chêne, essence de châtaignier, sapin.

« Les vins peuvent se falsifier avec les matières suivantes, qu'on y ajoute en plus ou moins grande quantité : l'eau; le cidre; le poiré; l'alcool; le sucre; la mélasse; les acides acétique, tartrique et tannique; la craie; le plâtre; l'alun; le sulfate de fer; les carbonates de potasse et de soude; les matières colorantes étrangères; les amandes amères; les feuilles du laurier-cerise. Quelques-unes de ces falsifications peuvent être nuisibles pour la santé.

« Quelquefois même on fabrique des vins de toutes pièces. En voici trois exemples : on fait fermenter, dans l'eau, des baies de genièvre, des semences de coriandre, du pain de seigle séché au four et coupé par morceaux, puis on le colore en y ajoutant une infusion de betterave rouge. D'autres fois, on mêle de l'eau, du vinaigre, du vin du Midi et du bois de Campêche. C'est ainsi qu'on fait beaucoup de vins communs à Paris.

« On fabrique du vin de Malaga avec de l'eau, de la mélasse, des raisins secs écrasés et de l'eau-de-vie qu'on fait cuire ensemble.

« Il est presque inutile de faire observer combien tous ces mélanges sont loin d'exercer l'heureuse influence que les vins naturels peuvent avoir sur la santé. »

On mélange encore les vins avec la litharge (protoxyde de plomb) pour leur enlever leur goût d'acidité. Les accidents produits sont ceux de l'empoisonnement par le plomb. On y ajoute encore, dans le même but, de la craie, de la potasse.

Les vins sont rendus plus rouges par l'addition d'une certaine quantité d'alun, qui, si elle était trop grande, amènerait des inflammations de l'estomac.

On y ajoute enfin du plâtre (sulfate de chaux), et c'est là une coutume séculaire dans le Midi; cette falsification ne paraît pas avoir grand inconvénient. Cependant ne serait-ce pas pour cette raison que le vin du Midi prédispose aux maladies de la vessie et aux affections calculeuses?

Dans des recherches récentes, le Dr Claude Gigon a démontré qu'en dehors des éléments constitutifs du vin, il existe toujours une certaine quantité d'*albumine* que l'on constate facilement en mettant dans un tube à expérience dix à douze gouttes de chloroforme avec une petite quantité de vin : on agite le tube, on laisse reposer, et l'on ne tarde pas à voir, au fond, un dépôt blanc, épais, soluble dans la potasse et l'acide azotique, et qui, traité par l'oxyde de cuivre hydraté et la potasse, donne une coloration bleuâtre.

Les vins rouges et blancs, vieux et jeunes, contiennent beaucoup d'albumine, et c'est là l'agent principal qui préside à la fermentation des vins, fermentation qui n'aurait pas lieu sans elle.

C'est pour cette raison que le conseil donné par M. Pasteur de faire bouillir les vins qui passent à l'état acide, ne peut donner que des résultats très-peu satisfaisants. C'est, du reste, ce que l'expérience a démontré.

Pour arrêter l'acétification, il faut détruire l'albumine végétale des vins ; c'est elle en effet qui agit sur la glycose du jus de raisin, détermine la catalyse alcoolique, et en continuant son action produit l'acétification.

Si, comme l'a conseillé M. Pasteur, on élève la température à 70°, on ne détruit pas l'albumine; c'est au contraire un moyen de favoriser la formation de l'acide acétique dans les liquides pourvus de leur albumine normale.

On fait, avec le marc de raisin, une boisson qui se prépare en mettant le marc dans un tonneau dans lequel on verse de l'eau ; on ajoute chaque fois la même quantité d'eau que l'on retire de liquide ; on lui donne le nom de *râpé* ou de *piquette*.

Le cidre est la boisson fermentée, fabriquée avec les pommes écrasées et abandonnées à la fermentation. Il contient peu d'alcool, mais beaucoup d'acides, surtout des acides malique et acétique, du mucilage, du sucre, de l'eau, un principe colorant.

Le cidre est légèrement purgatif, peu excitant, en général lourd pour l'estomac. On l'accuse, quand on le prend en trop grande quantité, de produire une irritation de la vessie.

Le poiré est le produit de la fermentation du jus de poire; il est plus riche en alcool que le cidre.

Bière. — On donne le nom de bières à des boissons produites par la fermentation de l'orge germée et torréfiée, que l'on appelle malt, et mélangée avec une infusion de houblon.

En Pologne, on fait de la bière d'avoine; dans d'autres pays on emploie le maïs, le riz, etc.

La bière contient de l'eau, de la gomme, du sucre, un principe amer nommé *maltine*, du gluten et très-peu d'alcool.

La bière est une excellente boisson; elle est légèrement stimulante de l'estomac, un peu nutritive, et modère suffisamment la soif.

Les bières fortes sont le *porter* anglais, le *faro* que l'on boit en Belgique, etc.; elles contiennent, de plus que la bière ordinaire, du malt brûlé, qui communique au liquide le goût spécial qu'il possède.

Les bières légères sont l'*ale* anglais, les bières de Paris, etc.

Le *malt* est une excellente préparation dans les affections bronchiques et celles de l'estomac. On le prépare sous forme de bière de malt, de poudres de malt pour boissons et pour bains. En Allemagne, on emploie journellement la décoction de poudre de malt dans du lait ou de l'eau.

La bière se falsifie de bien des manières : on remplace une partie de l'orge par une forte proportion de sirop de fécule de pommes de terre ; mais c'est surtout le houblon, en raison de son prix élevé, que l'on a cherché à remplacer ; pour cela, on emploie le bois de gaïac, qui donne une amertume autre que celle du houblon, et on donne la couleur avec le jus de réglisse. On a même été jusqu'à mettre de la strychnine et de la coloquinte : on comprend les dangers que peut faire courir cette falsification.

III. — Spiritueux : liqueurs.

Les boissons alcooliques connues sous le nom de spiritueux s'obtiennent par la distillation des liquides fermentés. Il en existe un grand nombre.

Eau-de-vie. — L'eau-de-vie est le produit de la distillation du vin, et de divers liquides fermentés.

L'eau-de-vie de vin est incontestablement la

meilleure, et les eaux-de-vie de Montpellier, de Cognac ont acquis une juste renommée.

Le rhum est le produit de la fermentation et de la distillation des sirops provenant du raffinage du sucre de la canne à sucre. Le plus estimé est celui de la Jamaïque.

Le kirsch s'obtient par la distillation du produit de la fermentation des cerises noires ou merises pilées avec leurs noyaux.

Le wiskey est un mélange d'orge brassée et non brassée soumis à la fermentation, puis à la distillation ; si on y ajoute des graines de genièvre, on obtient la boisson de ce nom.

Les liqueurs sont des boissons spiritueuses dans lesquelles on fait macérer quelques aromates qui donnent à l'eau-de-vie des propriétés particulières.

Le curaçao se fait par la macération d'écorces d'oranges dans l'eau-de-vie ; l'anisette est composée avec l'essence de graines d'anis.

Le cassis se fait par la macération de baies de cassis; c'est une liqueur stomachique comme les précédentes.

Enfin on prépare un grand nombre de liqueurs dites digestives, telles que la *chartreuse*, la *bénédictine*, etc. ; ce sont des liqueurs composées qui contiennent un grand nombre de plantes, parmi lesquelles : l'angélique, l'arnica, le girofle, la cannelle, la muscade, l'absinthe, etc., etc.

On prépare avec l'absinthe deux liqueurs

alcooliques : l'absinthe suisse et le vermout.

La liqueur d'absinthe s'obtient en dissolvant le principe résineux et l'huile volatile de la plante dans l'alcool, que l'on aromatise avec des essences de fenouil, de badiane, d'anis, etc.

Les propriétés de l'absinthe sont apéritives et favorisent la digestion. Malheureusement elle agit d'une façon funeste sur les fonctions intellectuelles.

« Rien n'est plus commun que de voir, dans les pays où cette liqueur est très-répandue, des buveurs d'absinthe qui en absorbent par jour jusqu'à un demi-litre, tomber dans l'abrutissement le plus complet, et qui ne retrouvent un peu d'énergie que pour se livrer au poison qui les tue. » (Privat-Deschanel).

Effets de l'alcool. — L'alcool est directement absorbé par les veines et porté dans le torrent circulatoire. Il produit une stimulation des systèmes nerveux et circulatoire, et une augmentation de la température du corps. Ces phénomènes sont de courte durée quand on ne fait pas un usage abusif des alcools.

A dose faible, les effets de l'alcool ne sont pas aussi malfaisants qu'on a bien voulu le dire.

Pris en petite quantité, l'alcool diminue la proportion d'acide carbonique exhalé par les poumons, et ralentit l'activité de l'oxydation intra-vasculaire, il empêche la déperdition des tissus, c'est un *d'aliment d'épargne*. C'est pour cela qu'il produit la diathèse urique chez ceux qui en abusent ; l'oxygène sert en effet à brûler l'alcool, et n'est plus en assez grande quantité pour brûler complétement les matériaux qui doivent être éliminés de notre économie.

Il y a une combustion incomplète, et au lieu d'avoir de l'urée, on a de l'acide urique ; ces phénomènes se manifestent par la gravelle et la goutte.

Les jeunes gens, les constitutions sanguines devront s'en abstenir ; mais les vieillards, les hommes qui ont un travail très-pénible, qui dépensent beaucoup, puiseront en lui des forces nouvelles s'ils n'en abusent pas.

Introduit dans l'estomac, en petite quantité, l'alcool a la propriété de surexciter la muqueuse stomacale, et d'y faire affluer une plus grande quantité de suc gastrique: c'est pour cette raison qu'on le conseille après les repas un peu copieux.

Mais si on le prend en trop grande quantité, il produit un effet contraire, et au lieu d'être un excitant de la digestion, il devient une cause d'indigestion.

En été, on fait une grande consommation de boissons acidulées, elles se composent d'eau ordinaire mélangée avec des sirops de framboises, de cerises, de groseilles, des citronnades, etc.

Prises en trop grande quantité, elles fatiguent l'estomac et déterminent dans tout le tube digestif une irritation qui se traduit par de la dyspepsie et de la diarrhée.

L'eau de seltz, c'est-à-dire l'eau chargée d'acide carbonique, produit les mêmes effets ; il faudra donc en être sobre.

La glace que l'on met dans l'eau, en été, pour la rafraîchir rend l'eau lourde, indigeste, son emploi prolongé amène des crampes d'estomac, de la gastralgie, etc. Il sera préférable de faire rafraîchir les boissons dans des seaux contenant de l'eau très-fraîche.

En été, l'eau sucrée fraîche, additionnée d'un peu de rhum et surtout de café, est la meilleure boisson que l'on puisse prendre.

Café. — Le café est la graine du *coffea arabica*, arbrisseau toujours vert de la famille des rubiacées.

Pour faire usage du café, il faut lui faire subir la *torréfaction*, c'est-à-dire le griller dans des instruments propres à cet usage ; c'est à la torréfaction qu'il devra son goût, son arome délicieux, car à l'état de crudité il n'offre aucune des qualités qu'on lui demande.

Les contrées qui fournissent principalement le café sont : le Brésil, Java, Zanzibar, la Réunion, et l'Arabie qui nous donne le meilleur de tous les cafés, le moka.

Très-nombreuses sont les espèces de café ; ce sont :

Le moka de l'Yémen, qui nous vient d'Arabie,

le premier de tous les cafés. Il a les grains presque ronds et très-petits.

Le café Zanzibar, qui nous est vendu pour du moka.

Le café Martinique, qui a des grains volumineux, riches en principes actifs, il se mélange admirablement avec le Zanzibar.

Enfin, *le café Bourbon*, qui se rapproche du moka.

Les principes contenus dans le café sont :

Substances grasses 10, caséine 10, cellulose 34, essence aromatique fluide 0,002, glycose, dextrine 16, potasse, chaux, magnésie, etc., 6, 5, caféine 0,8.

C'est à la *caféine* que le café doit son action, elle en est le principe actif, c'est une matière azotée qui jouit de grandes propriétés nutritives.

La torréfaction joue un grand rôle dans le goût du café. Elle doit se faire à 250 degrés, il faut bien se garder de trop le torréfier, on n'aurait plus alors que du charbon de café, ce qui donnerait une infusion détestable; le café pour être bon doit être d'une couleur brun clair; c'est une grande erreur de juger de la bonté du café sur la coloration de son infusion, qui doit remplir les quatre conditions suivantes : claire, couleur malaga, forte, fraîche, chaude.

Le café a une action incontestable sur le système nerveux, il procure l'insomnie et donne une aptitude toute spéciale pour les travaux intellectuels, il facilite la digestion, etc. C'est un stimulant énergique, quand il est pris à doses modérées ; il accélère la circulation, et sera par conséquent évité par les personnes atteintes de maladies du cœur.

Il résulte des recherches faites par M. de Gasparin, que les personnes qui font usage du café ont besoin d'une nourriture moins abondante que les autres : cela tient à ce qu'il rend la désassimilation moins complète, il doit donc être rangé sur le même plan que l'alcool.

On a beaucoup exagéré les accidents produits par le café, mais il ne convient pas à tout le monde, et peut parfaitement être la cause de certains des accidents dont on l'accuse.

On falsifie le café avec la chicorée, le gland doux ; ces substances rendent le café moins bon et moins cher, mais sont sans inconvénient pour la santé.

Thé. — Le thé est l'infusion du *thea sinensis*. Il y en a deux variétés : les thés verts et les thés noirs ; ces derniers sont les seuls dont on doive faire usage comme infusions ; le thé vert, étant doué de propriétés très-excitantes, doit être réservé pour les cas d'indigestion. Pris après les repas en petite quantité, le thé est une boisson aromatique qui facilite la digestion. Cependant il est accusé de produire une surexcitabilité nerveuse persistante. Voici ce que dit à ce sujet le Dr anglais Buchan : « L'usage immodéré du thé a déjà opéré un grand changement dans la santé générale. Une espèce de débilité et une irritabilité constante de la fibre deviennent de jour en jour plus communes, non-seulement chez les femmes, mais encore chez les hommes. C'est à l'usage du thé que peut être rapportée chez nous la source de la plus grande partie des affections nerveuses..... Si les femmes savaient tout le cortége de souffrances, d'indispositions que les affections nerveuses entraînent avec elles, et combien ces maladies les rendent désagréables à l'autre sexe, elles fuiraient l'abus du thé comme le plus pernicieux de tous les poisons. »

Les enfants, les jeunes gens ne doivent jamais prendre ni café ni thé. C'est à la funeste habitude que l'on a dans certains pays de donner aux enfants encore tout jeunes du café et du vin, parce qu'ils *les aiment*, que l'on voit une si grande mortalité parmi eux.

Tabac. — Bien que le programme qui nous sert de guide ne fasse pas mention du tabac, il nous semble impossible, dans un ouvrage d'hygiène si restreint qu'il soit, de passer sous silence une question qui a été si souvent mise à l'ordre du jour.

Le tabac a été importé en France par Jean Nicot, ambassadeur du roi François II près la cour de Portugal, vers 1560.

Le tabac a survécu à tous les édits que l'on a

lancés contre lui, et malgré les peines sévères infligées aux fumeurs et aux priseurs, il s'en est toujours trouvé qui ont bravé amendes, punitions, prisons, tortures même, pour le plaisir de fumer ou de priser.

Tous les fumeurs savent combien rendent malades les premières aspirations de la fumée de tabac; c'est un véritable empoisonnement auquel on s'habitue peu à peu, mais qui n'est pas sans laisser de traces indélébiles de son passage.

On accuse en effet le tabac de produire le cancer des lèvres, les paralysies locomotrices, les amauroses, les maladies de la gorge, les gastrites, etc.

C'est une habitude inutile, malsaine et malpropre, qui entrave la croissance des jeunes gens, leur enlève de leurs forces physiques et morales, rend l'homme moins actif, moins entreprenant, moins propre au travail.

Nous ne saurions trop recommander de s'en abstenir.

CINQUIÈME LEÇON.

I. Hygiène des sens. — II. Veille et sommeil. — III. Travaux intellectuels et manuels.

I. — Hygiène des sens.

Les organes des sens sont destinés à nous mettre en rapport avec tous les objets externes; ce sont eux qui nous procurent nos sensations agréables ou désagréables. — Ils sont au nombre de cinq : le toucher, la vue, l'odorat, l'ouïe et le goût.

Toucher. — Il réside tout entier dans la peau.

La peau est une membrane qui recouvre toutes les parties du corps et qui se compose de deux parties : épiderme et derme, qui toutes deux sont formées de divers éléments; le derme contient entre autres les *papilles*, petites éminences qui occupent sa face externe. Ce sont là les véritables organes du toucher, parce que c'est dans leur intérieur que viennent se terminer les nerfs. C'est surtout à la paume de la main, aux extrémités des doigts, à la plante des pieds, aux lèvres, sur la langue, que sont nombreuses les papilles, aussi ces parties sont-elles douées d'une finesse tactile plus exquise que les autres parties du corps.

Le rôle de l'épiderme est de protéger l'organe du toucher et d'empêcher l'absorption des matières nuisibles qui pourraient pénétrer dans l'économie.

Tout ce qui a la propriété d'épaissir la couche épidermique diminue, par cela seul, la sensibilité du tact, c'est ce qui arrive dans certaines professions, et dans le cas de cicatrices plus ou moins profondes.

On aura donc soin de protéger la peau contre les violences extérieures. On prendra les soins de propreté que nous avons indiqués; on portera des gants de laine ou de peau en hiver, des gants de fil en été qui préserveront les mains de l'insolation.

La *vue*. — La vision s'exerce au moyen des yeux ; c'est grâce à elle que nous avons le pouvoir de saisir la forme des objets extérieurs.

L'œil est un instrument d'optique, c'est une chambre noire ; il est situé dans une cavité osseuse, *l'orbite*, et maintenu par des muscles destinés à le mettre en mouvement. Il est constitué par une série de membranes appliquées les unes sur les autres et par des humeurs. Les membranes sont : la *cornée*, la *sclérotique*, l'*iris*, percé d'un trou à son centre qui est la *pupille*, la membrane *hyaloïde*, la *choroïde*, la *rétine*, qui n'est autre que l'épanouissement du nerf optique, et sur laquelle viennent se former les images; les humeurs sont : l'humeur aqueuse, l'humeur vitrée, et enfin le cristallin, qui a la forme d'une lentille biconvexe légèrement aplatie en avant. De plus, les yeux sont toujours humectés par les *larmes* et protégés par les *paupières* et les *cils*.

Lorsque la lumière arrive en trop grande quantité au fond de l'œil, il y a *éblouissement*, et la vision devient impossible pendant un certain temps. C'est pour obvier à cet inconvénient que les paupières se referment brusquement, que l'iris se contracte en rendant plus étroite la pupille.

Une lumière trop vive amène des maladies des yeux ; c'est ainsi que les habitants des pays chauds sont sujets aux amauroses, aux ophthalmies, par suite de l'irritation occasionnée sur les paupières et les membranes de l'œil par des rayons lumineux trop ardents.

Un grand nombre de professions influent aussi sur les yeux, et parmi elles, celles qui font usage d'une lumière artificielle très-éclatante. Le gaz, avons-nous déjà dit, produit des ophthalmies; les ouvriers qui emploient des boules de verre pour concentrer les rayons lumineux en un seul point sont exposés aux mêmes accidents; les fondeurs, les horlogers, les bijoutiers, etc., qui sont occupés à des travaux minutieux, éprouvent les mêmes inconvénients.

Toutes les personnes n'ont pas la même portée de vue; cela tient à trois causes : 1° la faiblesse, 2° la myopie, 3° la presbytie.

Les constitutions faibles éprouvent un affaiblissement de la vue; les yeux bleus supportent moins bien l'éclat de la lumière, ils sont plus impressionnables; on obvie à cet inconvénient en portant des lunettes à verres colorés en bleu, en fumée, en vert.

La myopie tient à une trop grande convexité de la cornée ou du cristallin; le foyer, au lieu de se former sur la rétine, se forme en avant et rend l'image confuse; elle peut être constitutionnelle ou accidentelle à la suite de travaux trop minutieux; on y obvie en portant des verres divergents.

La presbytie se rencontre surtout chez les vieillards; elle est le contraire de la myopie; on voit les objets éloignés, et on ne distingue pas nettement ceux qui sont trop rapprochés. On y obvie avec des verres convergents.

Enfin, on donne le nom de *diplopie* à cette affection de l'œil qui fait voir en double tous les objets; les deux images qui se forment se superposent, et l'une d'elles est plus apparente que l'autre. Elle tient à un dérangement dans le parallélisme des deux axes visuels, par suite duquel les deux images ne se produisent pas sur les points correspondants de chaque rétine.

Le strabisme est une affection provenant de la contraction permanente d'un ou de plusieurs des muscles de l'œil, en sorte que lorsque le sujet regarde en un point, l'un des yeux s'écarte involontairement de l'axe visuel. On y remédie par la section des muscles contractés. Il est souvent produit par des maladies telles que la fièvre typhoïde, les fièvres cérébrales, etc. ; il se développe aussi dans la première enfance et vient de ce que l'on oblige un muscle à une position fixe ou répétée, par suite de situation vicieuse dans le berceau ou de coiffure qui, couvrant trop les yeux, oblige l'enfant à un effort pour apercevoir les objets qui l'environnent.

En bonne hygiène, on ne travaillera jamais le soir à des travaux trop minutieux, et on aura soin de placer un abat-jour sur la lumière. En été, on portera des lunettes teintées qui amoindriront les rayons solaires.

Odorat. — L'odorat est le sens des odeurs; placé au-dessus de la cavité buccale, il en est comme la sentinelle avancée; il réside dans une membrane particulière qui tapisse toutes les fosses nasales et qu'on appelle membrane pituitaire, dans laquelle viennent s'épanouir les rameaux du nerf olfactique.

Le sens de l'odorat est celui qui est le moins développé chez l'homme; sous ce rapport il est bien inférieur aux animaux. Quelle puissance de finesse, de sagacité ne possède pas l'odorat du chien, par exemple, qui reconnaît sur le plus petit brin d'herbe la trace du gibier ! Quel alambic, quel creuset chimique pourrait parvenir à un semblable résultat ?

Les odeurs ont une grande puissance sur tout le système nerveux et peuvent amener des spasmes, des évanouissements ; si elles sont trop fortes et habituelles, elles émoussent la sensibilité de l'odorat. Les priseurs ont un pouvoir odorant bien inférieur à celui des autres individus.

L'air et la chaleur sont les deux agents qui favorisent le développement des odeurs , il faut toutefois y ajouter le *frottement* qui détermine dans les corps une odeur qu'ils n'auraient pas ou ne posséderaient qu'à un très-faible degré sans lui.

Il est des personnes qui ne peuvent respirer aucune odeur sans en être incommodées, il en est qui se trouvent mal en respirant certaines fleurs ou certains parfums.

L'ouïe est l'organe de l'audition, il a pour objet les sons qui sont transmis à notre oreille au moyen de l'air. Dans le vide les sons ne se propagent pas, par suite on n'entend rien. Il en est de même lorsque l'air est très-raréfié, c'est ainsi qu'un coup de pistolet, tiré au sommet du mont Blanc, est à peine sensible aux personnes qui sont les plus rapprochées.

Le son est produit par le mouvement vibratoire des corps, il est aigu ou grave.

Tous les sons, quand ils sont trop violents, frappent désagréablement notre oreille; qui ne connaît la sensation pénible que l'on éprouve en entendant le sifflet d'une locomotive ou les détonations de grosse artillerie ?

L'un et l'autre de ces sons peuvent rendre sourd, soit par la rupture de la membrane du tympan, soit par la paralysie du nerf acoustique.

Les sons ont une grande action sur le système nerveux ; la musique a fait des merveilles dans certaines maladies, a calmé les chagrins, la mélancolie, etc.

Asclépiade la regardait comme un remède efficace dans les délires furieux ; tout le monde connaît l'histoire de Timothée qui avait le pouvoir de jeter Alexandre dans des transports de fureur violente, et de le calmer à l'instant en changeant de motif musical.

Il faut éviter avec soin de soumettre les jeunes enfants à des bruits trop intenses.

Les vieillards font usage de petits cornets acoustiques pour remédier à leur surdité qui tient souvent, il faut le dire, à un défaut de propreté : le cérumen s'accumulant dans l'oreille donne naissance à de véritables concrétions solides qu'il suffit d'enlever pour voir reparaître le sens de l'audition.

Goût.—C'est par le goût que nous avons la notion des saveurs. Il a son siége principal dans les nerfs du goût (*glosso-pharyngien*, *lingual et hypoglosse*) qui viennent s'épanouir dans les papilles situées sur les bords, à la pointe et à la base de la langue.

Le goût s'émousse rapidement quand on fait usage de liqueurs fortes, de condiments acides ou trop stimulants, et par l'habitude de fumer le tabac, etc.

Certaines personnes sont douées d'une délicatesse de goût toute spéciale, c'est ainsi que les dégustateurs de vins se trompent rarement sur la provenance d'un vin, son cru, son année.

Dans quelques maladies, il y a perversion du goût ; un grand nombre de femmes atteintes de chlorose vont se nourrir de charbon, de craie, etc.

Les maladies aiguës abolissent presque toujours le sens du goût.

II. — Veille et sommeil.

La veille consiste dans l'exercice des sens et des mouvements dépendants de la volonté.

Le sommeil a été défini, au contraire, le repos des organes des sens, des facultés intellectuelles et des mouvements volontaires.

A quelle cause physiologique doit-on rapporter le sommeil ?

On a pensé que le sommeil était dû à un défaut de l'afflux du sang artériel dans les vaisseaux de l'encéphale, ce qui serait cause d'une certaine forme d'engourdissement auquel on a donné le nom de sommeil.

Le sommeil procure une détente générale, un sentiment de bien-être indéfinissable, il calme et laisse reposer les forces vitales mises en jeu par les émotions et les fatigues des veilles, et redonne à l'esprit sa vigueur habituelle.

Mais le sommeil n'est pas toujours ce qu'il devrait être, c'est-à-dire réparateur, il est souvent rendu fatigant par des rêves, des cauchemars qui réveillent en sursaut et amènent des incommodités plus ou moins grandes. Les rêves sont des « combinaisons involontaires d'images ou d'idées, souvent confuses, parfois très-nettes et très-suivies qui se présentent à l'esprit pendant le sommeil. » (Ch. Robin, *Dictionnaire de médecine*.)

En général, on rêve peu dans la première portion du sommeil; ce n'est que vers le matin, lorsque les organes délassés reviennent à leur état d'activité, que les rêves se manifestent.

La durée du sommeil n'est pas la même pour tous. Bien des conditions en modifient le temps.

Les enfants à la mamelle dorment quelquefois seize à dix-huit heures sur vingt-quatre; jusqu'à douze ans, dix à douze heures de sommeil sont nécessaires à l'enfant; à l'âge adulte, sept à huit heures sont plus que suffisantes pour reposer les membres et l'esprit, etc. Plus on avance en âge, et moins on a besoin de sommeil.

Dans nos climats, c'est pendant la nuit qu'il convient de se livrer au sommeil; les veilles nocturnes ruinent promptement les santés les plus robustes; ce n'est jamais en vain que l'on s'écarte des lois de la nature. Dans les climats chauds, les besoins de sommeil sont plus impérieux, aussi y fait-on la sieste et la méridienne, qui permettent à l'économie de réparer les grandes pertes qu'elle fait.

Le besoin de dormir se fait sentir davantage quand on mange beaucoup; on aura soin de laisser un espace de temps de deux heures au moins entre la fin du repas et l'heure du coucher.

Pendant le sommeil, les fonctions se faisant avec moins d'activité, il en résulte un refroidissement de l'économie, il faudra donc se couvrir d'une façon convenable, et ne jamais laisser de fenêtre ouverte pendant la nuit.

Un homme qui supporte dans l'état de veille jusqu'à 40 et 50 degrés de froid, meurt rapidement s'il s'endort par un froid de 12 à 15 degrés.

Nous avons parlé déjà des chambres à coucher, nous n'y reviendrons maintenant que pour parler des *lits* qui seront tenus avec la plus minutieuse propreté.

L'habitude de mettre les lits dans les alcôves est mauvaise, il n'y a pas assez d'air, même réflexion pour les rideaux : et à ce sujet, nous ne saurions trop nous élever contre cette habitude funeste qu'ont les mères d'entourer les lits de leurs petits enfants de rideaux plus ou moins épais, sous prétexte de les garantir du froid; qu'elles se rappellent que c'est un moyen de *confiner* l'air, et qu'elles se reportent à tout ce que nous en avons dit dans un chapitre précédent.

Les draps en toile ou en coton seront renouvelés tous les quinze jours au moins. Les couvertures seront en laine ; on laissera de côté les édredons. Les matelas de crin, s'imprégnant moins facilement des produits de l'exhalation cutanée, seront préférés aux matelas de laine, qui sont cependant plus doux, plus moelleux. On ne se servira jamais de matelas en plumes, qui sont trop chauds, procurent une transpiration qui les rend humides et malsains.

III. — Travaux intellectuels et manuels.

On donne le nom de travaux intellectuels à toutes les professions qui sont du ressort de l'intelligence et de l'esprit, et qui demandent un travail de bureau presque journalier. Ce sont les médecins, les avocats, les notaires, les avoués, les hommes de bureau, employés dans les diverses administrations, les hommes de lettres, etc.

Chacune de ces professions est sujette à des maladies particulières.

Les médecins sont exposés chaque jour à contracter les maladies contagieuses qu'ils soignent, aux piqûres anatomiques, et comme la profession médicale est fatigante, pénible, ils sont de plus sujets à l'épuisement.

Les avocats, les professeurs qui parlent beaucoup sont sujets aux laryngites granuleuses, à l'emphysème pulmonaire.

Les notaires, les avoués, qui ont une profession sédentaire, sont souvent atteints de diabète, d'hémorrhoïdes, de gastrites.

Les hommes de bureau, outre les maladies que je viens de désigner, sont de plus sujets à un accident connu sous le nom de *crampe des écrivains*, qui empêche de tenir la plume. On la combat à l'aide d'appareils qui permettent de tenir la plume et à l'aide du *massage*. Le mieux serait de s'abstenir d'écrire pendant quelque temps.

Les hommes de lettres, les savants sont fréquemment atteints de névroses diverses, d'inflammation de la vessie, etc.

Les travaux manuels comprennent les professions qui exigent un déploiement plus ou moins grand de forces musculaires ; elles sont en grand nombre et comprennent les tailleurs, menuisiers, cordonniers, chiffonniers, frotteurs, bijoutiers, couvreurs, tisserands, etc.

Lorsque la peau a été soumise pendant longtemps à un frottement continuel, il se forme dans le tissu cellulaire sous-jacent à la partie qui subit le frottement, des *bourses séreuses* c'est-à-dire des cavités destinées à faciliter le glissement de la peau. A l'état normal, il en existe un grand nombre dans l'économie, mais nous n'avons pas à les décrire ici ; celles qui doivent attirer notre attention, ce sont celles nommées *professionnelles*, c'est-à-dire qui se sont développées à la suite du travail auquel l'individu s'est livré ; en voici quelques-unes :

Cordonniers : En avant de la partie inférieure de la cuisse, parce que les cordonniers placent souvent une pierre à cet endroit, sur laquelle ils aplatissent leur cuir à coups de marteau.

Tailleurs : A la malléole externe de chaque jambe, et à la tête du péroné; ces séreuses proviennent de ce que les tailleurs croisent les jambes pour travailler, et prennent souvent un point d'appui sur les parties indiquées.

Menuisiers : Au-devant du sternum, par suite du frottement du rabot qu'ils poussent souvent avec cette partie de la poitrine.

Chiffonniers : A la région lombaire ; elle est produite par le frottement de la hotte.

Frotteurs : Au cou-de-pied droit, elle est produite par la bande de cuir qui retient la brosse avec laquelle ils frottent.

Ramoneurs : Au sacrum et aux deux genoux ; ce sont en effet sur ces parties qu'ils prennent un point d'appui pour ramoner les cheminées.

Bijoutiers graveurs : Aux deux apophyses olécraniennes, c'est-à-dire aux coudes.

Couvreurs : En avant des genoux.

Ces différentes bourses séreuses ont été quelquefois très-utiles, en médecine légale, pour déterminer la profession d'un individu qui avait intérêt à la dissimuler.

Ces bourses séreuses peuvent s'enflammer et donner lieu à des maladies spéciales suivant leur siége.

Un grand nombre de professions exposent les ouvriers à des accidents d'intoxication plus ou moins grave.

Ainsi, les peintres et tous ceux qui emploient le plomb ou ses composés sont sujets à une intoxication saturnine caractérisée par des coliques violentes sèches, de la paralysie des muscles extenseurs, et des douleurs dans tous les membres. Pour obvier à ces accidents, il faut aérer les salles où l'on travaille, avoir de grands soins de propreté, une bonne nourriture.

Les manipulations du cuivre produisent quelquefois chez les fondeurs, les chaudronniers, des inflammations du tube intestinal.

Les ouvriers qui manient le mercure sont en grand nombre : les doreurs, les miroitiers, les chapeliers, ceux qui exploitent les mines de mercure, etc. Ils sont exposés à des accidents plus graves encore, qui sont : une salivation abondante avec chute des dents, un tremblement avec paralysie générale, un gonflement des ganglions lymphatiques qui s'enflamment souvent et suppurent, des maladies des yeux, etc.

Pour rendre plus salutaires, ou plutôt moins malfaisantes, ces diverses professions, il faudra avoir des ateliers vastes et aérés, recourir aux bains, à une bonne nourriture, et changer fréquemment de vêtements.

Les manipulations de l'arsenic déterminent, sur les ouvriers, des démangeaisons de la peau, et une éruption pustulo-ulcéreuse.

Le vert de Schweinfurt, qui sert à la fabrication de papiers peints, amène souvent des accidents tels que vomissements, éruptions diverses, etc. On ne devra jamais l'employer, ni surtout en tapisser les chambres à coucher.

Les ouvriers qui travaillent le soufre sont sujets aux ophthalmies ; ceux employés à la fabrication des allumettes, c'est-à-dire qui manipulent le phosphore, sont sujets à des bronchites et à la nécrose du maxillaire inférieur. Dans ces derniers temps, on a préconisé l'essence de térébenthine comme antidote et prophylactique du phosphore.

La phthisie pulmonaire est très-commune chez les aiguiseurs. Elle tient à ce qu'ils sont sans cesse en contact avec les poussières siliceuses qui s'échappent de leurs meules.

La *profession militaire* n'a pas de maladies déterminées ; celles-ci apparaissent suivant les saisons, les localités, etc. La seule affection spéciale que l'on pourrait peut-être signaler, serait l'apparition de ganglions cervicaux engorgés, à la base du cou, et dus à la pression exercée par les bretelles du sac, qui passent sur les épaules.

Profession maritime. — L'air de la mer exerce une profonde influence sur la constitution de l'homme, surtout s'il y est exposé pendant quelque temps ; cet air est plus pur, plus vif, chargé de principes salins qui activent la digestion et la circulation, et rendent la combustion plus énergique : aussi les marins ne sont-ils jamais gras.

Leurs principales maladies sont : le scorbut, qui provient de l'encombrement, de l'abus des viandes salées et desséchées, de la privation de légumes frais, etc., le typhus, le mal de mer, la dysenterie, etc.

Le travail des marins est pénible : sans cesse en lutte avec les éléments, ils sont obligés de déployer une activité de tous les instants, de dépenser des forces considérables pour exécuter les différentes manœuvres nécessitées par la direction des vents, etc., etc.

Les mineurs, qui vivent une partie de leur existence dans les entrailles de la terre, sont sujets à l'étiolement, aux bronchites, à la phthisie pulmonaire. Ils ont à craindre les explosions de feu grisou.

La profession agricole. — Les habitants des campagnes respirent un air pur, salubre; ils n'ont à redouter ni l'encombrement ni les miasmes des villes; occupés toute la journée à des travaux pénibles, ils rentrent le soir au logis, se couchent de bonne heure pour se lever matin; aussi la mortalité, chez eux, est-elle moindre que celle des villes, malgré le grand cortége de maladies qui les assaillent; ce sont les pneumonies, pleurésies, les rhumatismes articulaires, la néphrite albumineuse, qu'ils contractent si souvent par suite du séjour prolongé dans des lieux humides et malsains; le défaut d'une bonne alimentation amène souvent des gastrites, etc.

SIXIÈME LEÇON.

I. Exercice et repos. Gymnastique. — II. Exercices spéciaux : Natation, équitation, escrime, danse.

I. — Exercice et repos.

L'exercice est un des moyens les plus puissants que nous ayons pour entretenir la bonne harmonie de nos organes et leur jeu régulier, car, comme l'a dit Celse : « L'inaction affaiblit le corps et le travail le fortifie ; la première amène une vieillesse prématurée, et le second amène l'adolescence, la force, la longévité. »

L'exercice met en jeu nos muscles, leur imprime un surcroît de chaleur, active la circulation et la respiration, et détermine une combustion plus abondante de carbone dans le sang.

C'est sous l'influence de l'exercice que les muscles perdent de leur graisse, que leur circulation est active, parce que la quantité de sang qui pénètre un muscle en activité est plus considérable que celle qu'il reçoit à l'état de repos. C'est en se basant sur ce fait que l'on conseille l'exercice comme moyen dérivatif dans certaines affections du cœur, dans l'hypertrophie, par exemple.

C'est grâce à l'exercice que l'on est parvenu à changer la constitution de certains sujets. En effet, des enfants faibles, délicats, ont été rendus forts, robustes, aptes à supporter le froid ou le chaud, et ont pu fournir une longue carrière, alors qu'ils étaient voués à une mort prématurée.

L'exercice, cependant, ne doit être ni violent, ni continué trop longtemps.

S'il est trop violent, loin de fortifier il affaiblit, et peut être la cause *d'efforts* qui déterminent souvent des accidents graves : hernie, fracture, etc.

L'exercice le plus salutaire est celui qui est pris en plein air; on évitera de le rendre fatigant après le repas; la marche sera celui qui sera de beaucoup préféré.

Il est en effet peu d'exercice aussi salutaire que la *marche*, il est le plus naturel, car il met en jeu presque tous les muscles de l'économie qui se contractent et se relâchent alternativement; il exerce une influence sur toutes les fonctions.

La vie oisive produit non-seulement des maladies graves, mais elle rend encore l'homme paresseux, indolent, lui enlève de sa force morale et en fait une véritable plaie pour la société.

Dans un pays, plus le corps des habitants sera fort et vigoureux, plus les mœurs seront pures et honnêtes. Les anciens qui pensaient avec juste raison que plus le corps est sain et robuste, plus l'âme acquiert d'énergie, avaient poussé les pratiques gymnastiques, les exercices de tout genre jusque dans leurs dernières limites.

Les enfants étaient accoutumés de bonne heure aux plus rudes fatigues, aux plus dures épreuves ; aussi Platon rapporte-t-il que de son temps, on ne connaissait ni les rhumes ni les bronchites.

Les hommes se livraient à la lutte, à la course, aux jeux de force et d'adresse qui tout à la fois développaient leurs muscles, assouplissaient le corps et leur donnaient du coup d'œil.

Aujourd'hui, il faut le reconnaître et le dire avec tristesse, la plus grande partie des heures inoccupées se passe dans les cafés, c'est-à-dire dans des établissements malsains où l'air est altéré par suite de l'encombrement et des émanations incessantes de la fumée de tabac, etc.

Comment s'étonner ensuite de voir ces jeunes gens au teint hâve et blafard, au thorax déprimé, aux membres grêles? Comment s'étonner de voir la phthisie pulmonaire faire de plus grands progrès?

On prétend que l'espèce humaine n'est plus

aussi belle qu'elle l'était autrefois, et c'est vrai : on a été obligé de baisser le niveau de la taille pour les différents corps de l'armée; à quoi attribuer cela, si ce n'est à cette espèce d'étiolement provenant de l'abus du tabac et des alcools d'une part, et de l'autre au manque absolu d'exercice et de gymnastique ?

Gymnastique. — On donne le nom de gymnastique proprement dite à une série d'exercices spéciaux, de mouvements plus ou moins combinés, que l'on fait exécuter dans des gymnases et qui ont pour but le développement de l'individu, par suite, de ses forces et de sa santé.

Il n'y a pas longtemps, malheureusement, que l'enseignement de la gymnastique a été reconnu nécessaire et obligatoire dans tous les établissements d'éducation.

Un programme de cet enseignement a été publié sous la direction de M. le professeur Bérard. Il se compose de neuf séries ; nous en donnons les plus saillantes :

1° *Exercices préparatoires :* Formation de peloton, demi-tour à droite, marche de front, marche de flanc, changement de direction, etc.

2° *Mouvements partiels, assouplissements :* Élever et abaisser les bras sans flexion, mouvement des bras avec flexion, lancer verticalement les bras en avant, etc., de même pour les membres inférieurs, pour le tronc et la tête, etc.

3° *Marches, courses, sauts :* Marche au pas

gymnastique, sur la pointe des pieds, les talons, saut sur une jambe, avec élan, etc.

4° *Équilibres :* Se tenir sur une jambe, se pencher en avant, en arrière, se baisser, etc.

5° *Exercices avec les altères et les mils :* Avec les altères : les élever alternativement en avant jusqu'aux épaules, puis les deux ensemble, etc. Mouvement de circonduction autour de la tête ; tenir les altères à bras tendus, le plus horizontalement possible, etc. Avec les mils : porter le mil à l'épaule, en arrière, en avant, à droite, à gauche, porter le mil horizontalement en avant et le porter à bras tendu, le passer par-dessus la tête, etc.

6° *Exercices avec les machines :* Par suspension : avec les deux mains, puis avec une seule. Élever la tête au-dessus de la barre, suspension par le pli des bras, celui de la jambe. Rétablissements divers sur les poignets, les avant-bras. *Exercices des poutres* : Passage sur la poutre, etc. *Exercices du portique et de ses agrès* : Échelles de bois, cordages, perches, mâts verticaux, voltiges, trapèze, etc.

7° *Escrime, tir à l'arc, lancer la barre.*

8° *Natation. Exercices hors de l'eau et dans l'eau.*

9° *Équitation.*

En Suède, Henri Ling fonda tout un Institut gymnastique pour servir à la thérapeutique des maladies; cet Institut a joui d'une grande faveur et plusieurs semblables furent créés en Allemagne.

Pour terminer ce qui a trait à la gymnastique, nous dirons un mot de *l'entraînement*, c'est-à-dire des différents moyens mis en usage pour arriver à supporter de grandes fatigues, à remplacer la graisse par la fibrine et, par suite, à acquérir plus de forces.

C'est à un médecin anglais, le docteur Robertson, que nous devons le régime et la manière de procéder en pareil cas. Voici ce qu'il conseille :

1° Choisir un lieu élevé où l'air soit pur et très-vif.

2° Ne se nourrir que de viandes : déjeuner à huit heures avec du bœuf ou du mouton, du pain rassis, peu de liquide. Dîner à deux heures : côtelettes, viande rôtie, cuisses de volaille, pain rassis, eau rougie sans liqueurs. Le soir, à huit heures, viande froide et biscuit.

3° Lever à cinq heures en été, au jour en hiver. Faire de suite trois ou quatre heures d'exercice. Exercices entre le déjeuner et le dîner, de même après le dîner, toujours de façon à transpirer.

4° Sept heures de sommeil sur un lit dur.

C'est par ce procédé que l'on forme les jockeys.

II. — Exercices spéciaux.

Natation.—La natation est un excellent exercice. Elle a pour but de permettre à l'homme de se maintenir à la surface de l'eau. Le corps de l'homme est plus léger que l'eau, naturellement il est donc porté à sa surface, mais la difficulté est de tenir la tête hors de l'eau afin de pouvoir respirer convenablement, c'est là le but réel de la natation.

On nage de plusieurs manières : sur le ventre, sur le dos, en plongeant, etc.

Les différents mouvements que l'on est obligé de faire sont très-propres à donner une grande force musculaire, presque tous les muscles entrent en jeu.

On aura soin de ne jamais entrer dans l'eau sans que la digestion soit entièrement terminée, et d'attendre de ne plus être en sueur.

Les personnes atteintes de maladies du cœur ou du poumon seront très-sobres de cet exercice.

Il n'est peut-être pas inutile de placer ici quelques conseils relativement à l'asphyxie par immersion.

Aussitôt que le noyé sera retiré de l'eau, il faudra le déshabiller promptement, le frictionner avec des linges chauds ou ceux que l'on aura sous la main, nettoyer la bouche et les narines des mucosités, des matières étrangères qui peuvent obstruer le libre passage de l'air. Une fois ces précautions prises, on mettra le patient sur le dos, les épaules soulevées et soutenues par un vêtement replié ; appuyer les pieds. On fera exécuter, à l'aide des bras, une série de mouvements qui auront pour but d'élargir et de rétrécir la cavité thoracique, c'est-à-dire d'imiter les mouvements d'inspiration et d'expiration ; pour cela on portera d'abord les bras de chaque côté de la tête, puis on les abaissera contre les côtes de la poitrine. Il faudra répéter ces mouvements 15 à 20 fois par minute.

On rappellera la chaleur par des frictions, des briques chaudes, des bouteilles d'eau chaude.

De temps à autre, il sera bon de jeter de l'eau froide à la figure. Dès que la vie apparaîtra administrer un peu de vin ou d'eau-de-vie.

Il ne faudra pas se décourager et continuer pendant longtemps ces mouvements. Des noyés ont pu être ramenés à la vie après deux heures de séance.

Équitation. — L'équitation est l'art de monter à cheval, il est aussi salutaire qu'agréable et convient aux individus qui ont une constitution délicate, faible et un tempérament lymphatique.

On sait que Sydenham regardait l'exercice du cheval comme un moyen efficace dans un grand nombre de maladies.

L'équitation active les voies digestives, il sera bon toutefois de ne pas monter à cheval de suite après le repas, à moins d'aller au pas.

L'allure du cheval produit un ébranlement

différent, selon que le cheval est au pas, au trot, ou au galop.

Le pas est très-agréable, il convient aux convalescents.

Le trot est plus ou moins *dur* selon les chevaux; on a imaginé, pour le rendre moins fatigant, le trot à l'anglaise qui consiste en une série de mouvements d'élévation et de descente, en prenant un point d'appui sur la partie interne des genoux.

Le galop, surtout celui que l'on appelle petit galop de chasse, est agréable, moins fatigant que le trot; le galop des chevaux de course ne pourrait être supporté longtemps aussi bien par le cheval que par le jockey, en raison de la gêne de la respiration qu'il produit.

L'équitation n'est pas exempte d'inconvénients; outre les chutes, les accidents qui peuvent être occasionnés par des chevaux vicieux, ou des cavaliers maladroits, elle prédispose aux hernies, aux varicocèles, etc. Quant aux hémorrhoïdes qu'elle est accusée de produire, nous partageons sur ce point l'avis de Montègre et de Larrey, et nous croyons qu'elle a plutôt une tendance à les faire disparaître qu'à les produire, parce que les secousses imprimées par le cheval fortifient plutôt les vaisseaux hémorrhoïdaux qu'elles ne les affaiblissent.

Du reste, la meilleure preuve c'est que les cavaliers ne sont pas plus hémorrhoïdaires que les autres, bien au contraire.

Escrime. — L'escrime est un excellent exercice, très-fatigant dans le début, par suite de la quantité de muscles qui entrent en mouvement. Outre qu'il fortifie, il habitue au coup d'œil, à la prompte détermination, etc.

Chez les maîtres d'armes et chez tous ceux qui se livrent fréquemment à cet exercice, le bras droit acquiert une grande vigueur, en même temps qu'un développement plus considérable.

L'escrime fortifie plus particulièrement les muscles des membres que ceux du tronc; elle a un inconvénient, c'est de développer un côté aux dépens de l'autre; aussi, pour rétablir l'équilibre, est-il utile de la pratiquer des deux mains.

Elle convient aux jeunes gens faibles, aux tempéraments lymphatiques, sanguins, et à tous ceux qui ont une profession sédentaire.

Danse. — Un des principaux inconvénients de la danse est d'avoir lieu dans des salons où l'encombrement détruit les bons résultats que l'on en retirerait.

La danse, dans le vrai sens du mot, est bien tombée en désuétude, elle ne se compose plus que d'une espèce de pas cadencé, et à part la valse, tout se résume à un simple exercice de marche.

La danse, chez les danseurs de profession, comme ceux de théâtre, a le défaut de développer les muscles des parties inférieures et du bassin, aux dépens de ceux du tronc.

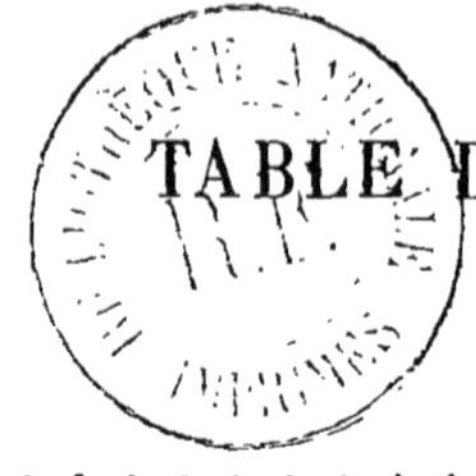

TABLE DES MATIÈRES.

IMPRIMERIE L. TOINON ET Ce. A SAINT-GERMAIN.

www.ingramcontent.com/pod-product-compliance
Ingram Content Group UK Ltd.
Pitfield, Milton Keynes, MK11 3LW, UK
UKHW020603180726
13838UKWH00001B/393